# LIPEDEMA
## GUÍA TERAPÉUTICA

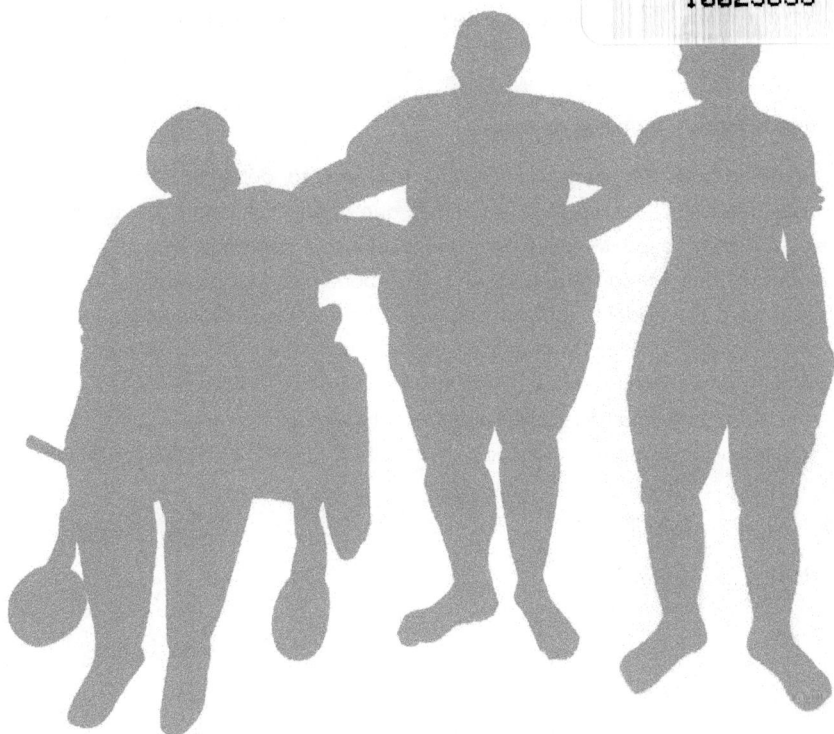

El Consejo de una Terapeuta Certificada en Linfedema para sus clientes con Lipedema

## Kathleen Lisson, CMT, CLT

**Exoneraciones y términos de uso**

Ninguna información contenida en este documento debe ser considerada un consejo médico. La fiabilidad del contenido que obtuvo con esta publicación queda bajo su propio riesgo. Mensaje de responsabilidad y confianza, el autor no asume responsabilidad por daños o lesiones a otras personas o propiedad que surjan del uso de cualquier producto, información, idea o instrucción en el contenido o servicios proporcionados a través de este libro. La fiabilidad de la información contenida en este material es responsabilidad exclusiva de los lectores. El autor no tiene ningún interés financiero y no ha recibido ninguna compensación de los fabricantes de los productos o sitios web mencionados en este libro.

ISBN-13: 978-1-7328066-1-0

ISBN-10: 1-7328066-1-6

# TABLA DE CONTENIDO

Lipedema: Guía Terapéutica

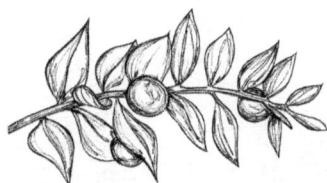

# INTRODUCCIÓN

## ¿POR QUÉ ESCRIBÍ ESTE LIBRO?

Nos conectamos con varias personas porque estás buscando respuestas sobre el lipedema. Tal vez sepa poco sobre el lipedema, o quizás ha escuchado por años sobre este trastorno de tejido adiposo y busca más opciones de tratamiento.

Aun así, Puedo imaginar cuan frustrada e insegura se puede sentirse. El Lipedema no es muy conocido en el campo de la medicina o por el público, lo que significa que los dos lugares de los que solemos depender y en los que confiamos en tiempos difíciles— el consultorio médico y en casa con familiares y amigos—a menudo ofrecen poco o ninguna ayuda cuando se trata de vivir con lipedema.

Como Terapeuta Certificada en Linfedema, he compartido información sobre este trastorno sorprendentemente subdiagnosticado con personas y comunidades en todo San Diego. Buscando alcanzar a toda la comunidad, he usado las redes sociales para compartirles datos sobre como calmar el dolor e inflamación asociados con el lipedema.

Al dar el masaje de drenaje linfático manual puedo escuchar las historias de mis pacientes y hablar con ellos sobre sus preocupaciones. La mayoría han tenido recientemente cirugías o una lesión, y desean reducir la inflamación, o están viviendo con linfedema o lipedema y buscan otro enfoque para reducir sus síntomas. Los comentarios que escucho a menudo en pacientes con lipedema son "Ojalá alguien me hubiese dicho antes sobre lo que pasaba con mi cuerpo," y "ojalá mis médicos supieran sobre el lipedema."

En este libro le compartiré los mejores datos sobre mi entrenamiento como terapeuta certificado en linfedema, presentaciones de la conferencia de la Fat Disorders Resource Society, mi estudio en la Clínica Foldi de Alemania y la reacción de personas con lipedema que comparten lo que les ha funcionado. Muchos de los consejos tienen investigaciones respaldándolos, les proveo enlace del estudio en la parte posterior del libro.

Primero aprenderemos sobre los efectos del lipedema, y luego entraremos en los tipos de tratamientos conservadores disponibles. Por último, veremos las diferentes intervenciones quirúrgicas.

## NOTAS IMPORTANTES

Los consejos discutidos en este libro fueron recopilados a través de la revisión de estudios de investigación y literatura de linfedema y lipedema, entrevistando a expertos y escuchando a personas que sufren de lipedema. Los expertos pueden estar en desacuerdo y los avances científicos pueden hacer que parte de esta información que obsoleta. El autor no asume responsabilidad por el resultado de aplicar la información en este libro como cuidado personal. Si tiene alguna pregunta relacionada con la seguridad sobre la aplicación de estas técnicas, consulte a su médico o cirujano plástico. Total transparecia: Soy una Entrenadora por

Contrato de Tactiel Medical, compañía que vende uno de los tratamientos para el linfedema mencionados en este texto.

No apoyo en uso de palabras como "sobrepeso" u "obesidad", porque estigmatizan a las personas que sobre pasan su límite de peso. Creo que las medidas del cuerpo son diversas por naturaleza y no hay nada malo en tener un cuerpo más grande. Puede que haya usado estas palabras en publicaciones previas, antes de reconocer que tan dañinas eran estas palabras para las personas de cuerpos grandes. Ya no las uso como términos independientes. De usarlas, lo aclarare diciendo "obesidad, como lo define el IMC". Habrá ocasiones en las que compartiré enlaces o investigaciones que utilicen estas palabras, y quiero dejar claro que no apoyo el uso de estos términos. Además, utilizaré el término "grasa" como un descriptor neutro y no como un peyorativo. He adoptado estas creencias del movimiento de aceptación de la grasa que comenzó en 1967. Creo que cuanto más aceptamos la grasa, mejor comprendidos serán los trastornos del tejido graso y, por lo tanto, el tratamiento útil y eficaz estará más disponible para las personas con lipedema.

El lipedema suele afectar a las personas con dominancia estrogénica, por lo que la mayoría de los recursos sobre el tema están dirigidos a las mujeres. Esto significa que la mayoría de las fuentes dejan fuera a los hombres trans, y a las que no se ajustan a las normas de género, junto con los pocos hombres cisgénero[1] que tienen lipedema. En el diseño de este libro, quise ser lo más inclusiva posible con personas de todos los géneros. Notarás que he hecho todo lo posible para mantener los descriptores libres de género, a menos que esté citando datos específicos de la investigación. Desafortunadamente, la investigación sobre el lipedema está bastante centrada en el género. Espero que este libro te sea un recurso seguro dondequiera que se encuentre en el espectro de género.

Un glosario de términos médicos asociados con el lipedema se puede encontrar en la publicación "Lipedema: Una guía más inteligente."[2]

---

[1] Cisgénero son aquellos cuyo sexo es el mismo que su orientación sexual natal.

[2] http://www.milkeninstitute.org/publications/view/846

Muchos de los recursos en persona que comparto en este libro son locales a mi propia área, San Diego, California, pero hay recursos similares disponibles en los EE.UU. e internacionalmente.

Tenga en cuenta que la ortografía británica del lipedema es "lipedema", y mantengo la ortografía británica en citas directas de fuentes británicas.

Una última palabra sobre el uso de esta guía: ¡es un libro mágico! Si en verdad crees que puedes tomar medidas para vivir más cómodo con el lipedema, encontrarás que este libro está lleno de ideas. Descubre cuáles funcionan mejor para su cuerpo; no todos los métodos funcionan para todos. Si estás decepcionada con el sistema médico, convencida de que no hay mucho que tú o los médicos puedan hacer para ayudar con tu lipedema y/o no deseas gastar tiempo o dinero en tu tratamiento, desafortunadamente no habrá mucho en este libro que funcione para ti y le animo a que lo transmita a un amigo o lo done a su biblioteca local.

"

*Prepara el barco y sal. Nadie sabe con certeza si el barco se hundirá o alcanzará el muelle. Los precavidos dirán "no haré nada hasta estar seguro". Los mercaderes lo saben mejor. Si no haces nada, tu pierdes. No seas uno de esos mercaderes que no se arriesga frente al océano.*

**RUMI**

"

# PARTE 1
# LIPEDEMA

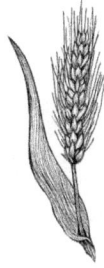

# CAPITULO 1
# ¿QUÉ ES EL LIPEDEMA?

"No puedo perder peso en las piernas y glúteos, no importa lo que haga."

"No puedo encontrar ropa que ponerme - tengo diferentes tallas en la parte superior e inferior del cuerpo."

"Mi familia me dice que tengo las piernas de mi abuela."

¿Has pensado en esto alguna vez? Si es así, necesitas aprender más sobre el lipedema, un trastorno crónico, progresivo y doloroso del tejido adiposo que se cree que afecta a alrededor del diez por ciento de la población femenina en los Estados Unidos. El lipedema fue descrito por primera vez por los doctores Allen y Hines de la Clínica Mayo en 1940, diferenciándolo de la enfermedad de Dercum, un síndrome caracterizado el crecimiento de doloroso de grasa en el tejido graso de la piel.[3]

Casi 80 años después, la afección a menudo se confunde con la "obesidad" cómo lo define el IMC y no muy conocida en la comunidad médica.

Como he dicho antes, no apoyo el uso de las palabras "sobrepeso" u "obesidad", porque estigmatizan a las personas que se encuentran en el extremo superior del espectro de peso. Si los uso, los aclararé diciendo "obesidad según la definición del IMC."

Para muchos, la grasa dolorosa del lipedema (diferente al tejido adiposo sano) comienza a aparecer en lo glúteos, muslos y pantorrillas en la pubertad. La Lipoedema UK Big Survey, una encuestadora de mujeres en UK, encontró que el 46% de ellas, manifestaron presentar el inicio de sus síntomas en la pubertad.[4] La maternidad y la menopausia también provoca un aumento de este tipo de grasa, que es bastante resistente a la dieta y al ejercicio. Aunque algunas personas

---

[3] Allen and Hines, 1940

[4] Fetzer & Fetzer, 2016

pueden perder peso por medio de la dieta y el ejercicio, las personas con lipedema no pueden perder ningún tejido adiposo lipídico.

Solo sabiendo esto, podemos abrirle los ojos a las personas que han soportado toda una vida de vergüenza. Nuestra cultura nos dice que la pérdida de peso es tan simple como usar soluciones rápidas y la fuerza de voluntad para comer menos y hacer más ejercicio, a pesar de que la investigación ha encontrado que hay "poco soporte para la noción de que las dietas llevan a cambios de peso o beneficios para la salud duraderos."[5]

Permítanme repetir: la grasa del lipedema es extremadamente resistente a la dieta y al ejercicio. Millones de personas en América y alrededor del mundo sufren desde la niñez con grasa dolorosa en la parte inferior de su cuerpo que no responde a ninguna de las dietas de moda o a las últimas rutinas de ejercicio. Con frecuencia, el consejo de profesionales de la salud, amigos bien intencionados y de la familia es "esfuérzate más." Cuando las personas con lipedema

---

[5] Mann et al., 2007

muestran diarios de alimentación detallados, pesan y miden sus alimentos, no se les cree. Sólo en décadas pasadas, gracias a los esfuerzos de algunas personas muy dedicadas con lipedema, ha aumentado la información de este trastorno del tejido adiposo.

El Lipedema UK Big Survey encontró que la edad promedio de diagnóstico es de 44 años, y muchas de las personas que respondieron a la encuesta informaron que "los profesionales de la medicina no tenían en cuenta esta afección y diagnosticaron erróneamente su lipedema como exceso de peso/dieta inadecuada/ falta de ejercicio." Una de las participantes afirmó que "las chicas jóvenes necesitan saber sobre esto para no desperdiciar su vida odiándose y culpándose a sí mismas", y otra participante dijo que "el hecho de que se les hablara como a pacientes con una enfermedad marcó una gran diferencia y que se me ayudara a manejar la enfermedad me hizo ver mi propio cuerpo de una manera diferente por primera vez en 45 años, posiblemente."[6]

---

[6] Fetzer & Fetzer, 2016

Antes de sumergirnos en la ciencia y los tratamientos, tomemos un momento para sentir el efecto real de darse cuenta y saber que el hecho de tener lipedema -enfermedad que puede haberte hecho sentir insegura, avergonzada, fea y perezosa y no lo suficientemente buena- no es culpa tuya. Saber que hay una razón médica por la que su cuerpo es como es, ha dado una sensación de paz a muchas personas.

Podemos honrar este conocimiento con una práctica de Rick Hanson llamada H.E.A.L.

Los cuatro pasos de Hanson son Tener (Have), Enriquecer (Enrich), Absorber y Vincular (Link).[7]

Tener: Dese cuenta de que sus síntomas dolorosos se deben al lipedema, un trastorno reconocido en la literatura médica y no sólo en su cabeza. No tienes la culpa, no has hecho nada malo. ¿Sientes que sabes que tu intuición siempre estuvo en lo cierto? Tu intuición era correcta, no eras perezosa, te esforzabas lo suficiente. Claro que conoces tu cuerpo y no lo estás traicionando.

---

[7] Fetzer & Fetzer, 2016

Trabajaremos con este conocimiento interno a lo largo de todo el libro, ya que te recuerdo que debes usar tu propia inteligencia para elegir las mejores cosas para ti, tu salud y bienestar. No más extraños y equivocados diciéndote que todo está en tu cabeza. Te invito a que sólo pruebes cualquiera de las ideas que comparto en este folleto si se sienten correctas y buenas para tu voz interior. Como dice Jes Baker, defensor de la imagen corporal, "aceptar que el intelecto debe ser reemplazado por la intuición es aterrador. La vulnerabilidad es aterradora. Pero he oído que es la mejor manera de curar."[8]

Enriquecer: ¡Esta es la parte divertida! Date un tiempo, de 30 segundos a un minuto, para sentir y experimentar completamente su conocimiento interior. ¿Cómo se sienten tu cuerpo, tus dedos de manos y pies, conocer que tu sabiduría interior es correcta, y que eres una sabia cuidadora de tu cuerpo? Disfruta y disfruta de ella.

Absorber: Ahora deja que esos sentimientos y experiencias realmente se hundan. Algunas personas los

---

[8] Baker, 2018

imaginan corriendo por su cuero cabelludo y sobre sus cuerpos como miel tibia, o envolviéndolos como el calor de un baño caliente. Permítase tomar este tiempo para honrar y dejar que la confianza en tu intuición haga su hogar en tu cuerpo.

Vincular: Cuando sientas que estás listo, el cuarto paso es vincular la experiencia positiva con el lugar cálido y tierno dentro de ti, donde estás herida y enojada. Una manera de hacerlo es dejar que esta experiencia positiva conviva con las experiencias negativas que has tenido por ser etiquetadas o malentendida toda tu vida.

Puedes encontrar más información sobre el proceso H.E.A.L. en el libro de Rick Hanson Hardwiring Happiness.[9] Tara Brach también nos lleva a través de algunos de los pasos de su video Tara *Talks-Reflection: Installing a Beneficial Mind-State*.[10]

No hay ninguna píldora u operación que pueda curar instantáneamente el lipedema, pero reunir a un equipo

---

[9] Hanson, 2013

[10] https://youtu.be/Gy7uVgyFgTk

de expertos, amigos y seres queridos que entiendan y se preocupen por ti puede facilitarte la vida con el lipedema. ¡Estoy en tu equipo! Si mis consejos te ayudan y conoces a alguien que necesita un equipo propio, recomendar este libro es un buen primer paso. Más recursos en mi sitio web, LipedemaTreatmentGuide. com.

## ¿Cómo es el lipedema?

Según el libro Lipedema-: *An overview for Clinicians*, el lipedema es una palabra utilizada para describir un trastorno del tejido adiposo caracterizado por el exceso de grasa que se acumula en la mitad inferior del cuerpo, excepto en los pies. Las personas con lipedema tienen forma de pera y la parte inferior del cuerpo se ve mucho más grande que la parte superior, casi como si la mitad superior de la persona no perteneciera a la mitad inferior. Los pies no se ven afectados, lo que puede dar a los tobillos una apariencia "robusta" o a las piernas una apariencia de pantalón. El lipedema también puede afectar la parte superior de los brazos y, en algunos casos, a todo el cuerpo, incluida la parte superior de la cabeza. Si una persona con lipedema pierde peso temporalmente a través de una dieta, la mayor parte del peso perdido vendrá de la mitad superior del cuerpo, haciendo que su figura se vea aún más grande abajo.[11]

## ¿Cómo se siente tener lipedema?

Mentirosa. Gorda. Rara. Cobarde.

Estas son las cuatro palabras que la paciente con lipedema Sandra Hall dijo que la gente usaba para describirla. Estas palabras también son útiles para describir la experiencia de vivir con lipedema.

Cuando miran registros documentados de alimentos y ejercicios y luego el cuerpo de una persona con lipedema, con mucha frecuencia los profesionales deciden que su paciente debe estar mintiendo.

La forma inusual y desequilibrada en que la grasa del lipedema hace que se vea el cuerpo, significa que poco puede ser ocultado por la ropa, lo que hace que las mujeres con la enfermedad sean un blanco fácil para el ridículo por su tamaño o forma.

---

[11] Dayan et al., 2017

El lipedema produce hematomas fácilmente, lo que hace que parecer a un niño o un adulto con lipedema como torpe o descoordinado.

Por último, la grasa del lipedema es dolorosa, por lo que las personas que se estén alrededor de una persona con lipedema pueden asumir que sus quejas por la presión o el ejercicio que le causa dolor los convierten en "cobardes."[12]

Sandra Hall está en lo correcto – la vida con lipedema, puede ser física y emocionalmente dolorosa. Hay dolor en el área afectada cuando se aplica presión y las piernas se lesionan fácilmente. Las piernas pueden sentirse pesadas y débiles, puede haber fatiga y cansancio. La Dra. Karen Herbst dice que un "aumento en el ácido hialurónico y agua le da a la grasa del lipedema una apariencia rígida similar a la de la gelatina", y las piernas se sienten pesadas."[13]

La piel de las piernas puede sentirse lisa o el tener una sensación nodular o similar a la de un saco de frijoles y, en casos extremos, sentirse como cáscara de nuez.

---

[12] Hall, 2018

[13] Herbst, n.d. c

La textura del saco de frijoles proviene de "nódulos subcutáneos duros, calcificados, del tamaño de un perdigón, resultando de la necrosis grasa presente en trastornos del tejido conectivo."[14] Si la enfermedad de Dercum (ED) está presente, una persona también tendrá nódulos grasos o lipomas dolorosos debajo de la piel. En etapas avanzadas, la piel puede tener textura de cáscara de naranja o un colchón. La Dra. Herbst dice, "los datos sugieren que el sistema vascular y linfático son disfuncionales tanto en el lipedema como en la ED, que la linfa permanece en el tejido por más tiempo, induciendo el crecimiento de grasa y que los granos característicos en una bolsa se sienten como la grasa."[15]

La piel puede sentirse fría al tacto. De hecho, el 73% de las personas que respondieron a la Lipoedema UK Big Survey dijeron que "la piel en sus piernas NO tenía el mismo color y temperatura que el resto de su cuerpo."[16] Esto puede hacer que mantener el calor sea más

---

[14] Herbst et al., 2015

[15] Herbst, 2012

[16] Fetzer & Fetzer, 2016

difícil para las personas con lipedema que para otras personas en la misma habitación.

## Otras Realidades Interesantes Sobre Las Personas Con Lipedema

Los científicos aún encuentran una relación genética, pero el 74% de las personas encuestadas en la Lipoedema UK Big Survey afirmaron que "sospechan que otros miembros de su familia lo tienen o han tenido lipedema sin haber sido diagnosticados."[17]

El libro *Lipedema-: An overview for clinicians*, es un gran recurso para compartir con su médico, ya que contiene información detallada sobre los signos y síntomas de la afección. Veamos algunos de los signos y síntomas actuales.

Hematomas: el lipedema facilita la aparición de moretones.

Problemas de movilidad y dolor: la grasa del lipedema puede perjudicar la capacidad de caminar, ya que el

---

[17] Fetzer & Fetzer, 2016

tejido del lipedema se acumula como una masa debajo de la rodilla, rellenando el surco retromaleolar por el tendón de Aquiles, creando una almohadilla de grasa en la región medial de la rodilla y en el maléolo lateral. Personas con lipedema pueden tener valgo en rodillas (Genu Valgum) y pies planos (Pes Planus).[18]El Dr. Stutz también señala que sus pacientes tienen dolor lumbar.[19]

Edad de aparición: puede haber un componente hormonal, los síntomas pueden empeorar después de la pubertad, el control de la natalidad, la maternidad y la menopausia.

## ¿Qué les Está Pasando a Mis Piernas para Que Sean de Esta Manera?

Los médicos no están seguros, pero la Dra. Herbst da una buena descripción en su página web "Lipedema."[20] Basado en la investigación de la conferencia de laFat DIsorders Resource Society (FDRS) del 2018 los

---

[18] Dayan et al., 2017

[19] Stutz, 2108

[20] http://www.lipomadoc.org/lipedema.html

investigadores creen que el líquido se está acumulando en el tejido graso porque:

▶ El tejido es más expansible;

▶ hay daño microvascular;

▶ hay sobrecarga linfática, disfunción y/o daño a los vasos linfáticos; y

▶ el órgano intersticial se alarga.

Los vasos sanguíneos por debajo de la cintura son los más afectados por la gravedad, por lo que la grasa lipedematosa tiende a formarse primero en esa área del cuerpo.

Durante mi estancia en la clase de terapia avanzada y revisión de linfedema 2018 en la clínica Foldi de Hinterzarten, Alemania, tuve la suerte de escuchar a la profesora Etelka Foldi explicar cómo se forma el lipedema. Lea su artículo Facts about lipoedema and lymph/lipoedema' aquí: http://www.woundsinternational. com/ media/other-resources/_/1070/files/ content_207 .pdf y vea un video con su explicación del lipedema y la descripción de la prueba de Streeten aquí: https://youtu.be/ eVMYrjCfihs.

En la presentación 'MRI Tools to Diagnose and Evaluate Mechanism of Lipedema', Rachelle Crescenzi, PhD, de la Universidad de Vanderbilt comparte sus hallazgos, personas con lipedema tienen más sodio en el tejido y una mayor proporción de grasa a agua que las personas sin lipedema.[21]

El Dr. Stanley Rockson comparte su punto de vista en el video "Lipedema is a Mirror Image of Lymphedema" aquí: https://youtu.be/2H0-t27Zdag.

## Lipedema y Otros Trastornos del Tejido Adiposo – ¿Qué Están Estudiando los Científicos?

Obtenga más información sobre este trastorno, incluyendo la hormona derivada de la adiposa y las citoquinas/adipocinas, el angiolipoma, la paniculitis y la fibrosis en el sitio web del Programa de Tratamiento, Investigación y Educación del Tejido Adiposo (TREAT): treat.medicine.arizona.edu/adipose- tissue.

---

[21] https://youtu.be/R_7ElUO103w

Fui un sujeto de investigación en la Conferencia de la FDRS 2018. Docenas de personas con lipedema, así como participantes sin lipedema (control) como yo, nos sentamos en la sala de espera envueltos en nuestras sábanas "togas" y fuimos examinados por investigadores de la Facultad de Medicina de la Universidad de Arizona en Tucson y la Universidad de Vanderbilt. A todos nos hicieron exámenes físicos por el Dr. Herbst y también tomaron medidas de cintura y cadera, escanearon las manos, pulsos en la punta de los dedos de las manos y de los pies, composición y distribución de fluidos, termografía y escaneo en 3D, imágenes, ultrasonido y niveles de glicocalyx medidos bajo nuestras lenguas. Participamos con la esperanza de que proyectos como este permitan a los investigadores descubrir las causas del lipedema.

Un equipo del South Australian Biomedical Engineering Research and Teaching en el Flinders Medical Centre está desarrollando un dispositivo portátil para diagnosticar el lipedema. Aprenda más aquí: https://medicalxpress.com/ news/2016-01-smarter-diagnosis-lipoedema.html.

## ¿En Qué Etapa del Lipedema Estoy?

Sospecho que las definiciones aceptadas de las diferentes etapas del lipedema cambiarán en los próximos años, por lo que le animo a que sea diagnosticado oficialmente por un médico en lugar de confiar en esta información.

Si desea conocer las últimas ideas sobre las etapas del lipedema, visite http://lipedemaproject.org/about-lipedema.

## ¿Qué Enfermedades Pueden Confundirse Con el Lipedema?

**Insuficiencia Venosa Crónica:** Según la Sociedad de Cirugía Vascular, en la Insuficiencia Venosa Crónica (IVC), las válvulas de nuestras venas no funcionan. Hasta un 9,4% de la población sufre de IVC[22],[23] y la afección a menudo afecta a las personas durante o después de la mediana edad. Las piernas pueden sentirse "pesadas", inflamarse y/o cambiar de color. Los tratamientos conservadores incluyen medias de compresión y

---

[22] Evans, et al., 1999

[23] Eberhardt & Raffetto, 2014

ejercicio.[24] Según Canning y Bartholomew, "los signos de insuficiencia venosa crónica están presentes en el 20% de los pacientes con lipedema ('flebolipedema'). El edema en pacientes con insuficiencia venosa crónica no es simétrica y se presenta con presión. Además, las piernas de los pacientes desarrollan una mancha oxidada en la parte interna de sus tobillos."[25] Si sospecha que puede tener IVC, pídale a su médico que lo remita a un cirujano vascular.

**Enfermedad de Dercum:** Síndrome caracterizado por crecimientos de grasa dolorosa en el tejido adiposo subcutáneo del cuerpo. La Dra. Herbst dice que los síntomas incluyen "trastornos del sueño, ansiedad, depresión, dificultades cognitivas (niebla cerebral), taquicardia, falta de aliento,[y] trastornos gastrointestinales."[26] Descubra más sobre la enfermedad de Dercum en este vídeo: https://youtu.be/8-4tMm8zg04.

**EDS:** Según la Sociedad Ehlers-Danlos (EDS), "los síndromes de Ehlers-Danlos son un grupo de trastornos

---

[24] Henke, n.d.

[25] Canning & Bartholomew, 2017

[26] Herbst, N.D.b

del tejido conectivo" en el que "el tejido conectivo con el que se construye una persona con EDS no está estructurado de la forma en que debe ser". Los síntomas pueden incluir hipermovilidad articular y piel frágil que se lesiona fácilmente.[27] Descubra más sobre los tratamientos para EDS en esta charla de la Dra. Clair Francomano: https://youtu.be/h3RWVfT3wOM.

## Lipomatosis Simétrica Múltiple (LSM) (También conocida como el trastorno/síndrome de Madelung o síndrome de Launois Bensaude:

Según la Organización Nacional de Enfermedades Raras, la enfermedad de Madelung se caracteriza por "acumulación inusual de depósitos de grasa alrededor del cuello y los hombros" y "a veces se diagnostica erróneamente como sialadenitis, inflamación de las glándulas salivales". El tratamiento generalmente implica la extirpación quirúrgica de los lipomas.[28] El Dr. Herbst dice que el MSL tipo III puede confundirse con el lipedema y viceversa.[29]

---

[27] What are the Ehlers-Danlos Syndromes?, n.d.

[28] Madelung's Disease, 2005

[29] Herbst, 2012

**Lipomatosis múltiple familiar:** En esta enfermedad, varios miembros de la familia tienen lipomas en el tronco y las extremidades. Un lipoma es un bulto de tejido graso entre la piel y el músculo subyacente.

**Lipohipertrofia:** Esta enfermedad a veces se ve igual que el lipedema, pero el dolor que ocurre con el lipedema no está presente.[30]

**Esteatopigia:** describe la acumulación de grasa en el área de los glúteos. El libro *Fat Shame: stigma and the fat body in American Culture*, de Amy Erdman Farrell, explica de manera sorprendente cómo el estigma de la grasa influyó en la reacción de la sociedad ante cuerpos con formas diferentes, y que "el propio término 'esteatopigia' confería un sentido médico y objetivo para el desarrollo normal del cuerpo y, como tal, sugería que los cuerpos que lo exhibían estaban enfermos de alguna manera.[31]

**Dolor articular:** Según el artículo "Thick Legs Not Always Lipedema", "típicamente en el lipedema no se

---

[30] Dayan et al., 2017

[31] Farrell, 2011

produce ningún dolor articular agudo, ensanchado o inmovilizador. En tales pacientes, se debe considerar la posibilidad de un trastorno reumático acompañante como la fibromialgia o la poliartritis crónica."[32]

**Lipodistrofia parcial adquirida** (LPA; síndrome de Barraquer-Simons): La Dra. Herbst cubre varias otras enfermedades raras, como la LPA, que pueden ser confundidas con lipedema en el artículo "Rare adipose disorders (RADs) masquerading as obesity." Lee el artículo aquí: https:// www.ncbi.nlm.nih.gov/pmc/articles/ PMC4010336/

**Síndrome de Williams**: causado por una condición genética, incluyendo la eliminación del gen de la elastina, en el momento de la concepción. Las dificultades incluyen problemas cardíacos o vasculares. Para más información https://williams-syndrome.org/faq

---

[32] Reich-Schupke, Altmeyer & Stucker, 2012

## ¡Incluso No Hay Sólo Un Tipo de Lipedema, o Modo de Escribirlo!

Existen diferentes tipos de lipedema. En el artícu-lo "Lymphatic disturbances in lipedema", van Geest et al. encontraron que "en todos nuestros pacientes con lipedema, diagnosticados del tipo Allen-Hines, el transporte linfático subcutáneo era mayor que en el rus-ticanus Moncorps y mostraba relación con la edad del paciente y con la duración de la enfermedad."[33] Según Langendoen et al... las personas con el tipo rusticanus Moncorps "experimentan quejas serias a edad tempra-na, especialmente un dolor espontáneo sordo en las piernas que se incrementa al final del día, que puede parecerse a síntomas de insuficiencia crónica en ausen-cia de venosa crónica en ausencia de venas varicosas."[34]

Como mencioné anteriormente, el lipedema lo pode-mos ver de diferentes maneras. En Europa, la palabra inglesa añade una letra O, lo que la convierte en lipe-dema, que tiene otro significado.

---

[33] van Geest et al., 2003

[34] Langendoen et al., 2009

## Tu Experiencia Con El Lipedema

Mientras que el resto de este libro va a estar lleno de posibles soluciones, quiero tomarme el tiempo ahora, antes ir a una solución, para dar espacio a todas las emociones que trae el lipedema.

Sí, les pido que usen las siguientes páginas y tomen nota de todo. Hay un efecto positivo al poner por escrito todos los pensamientos que se acumulan en nuestras cabezas, aunque puede traer algunos pensamientos y sentimientos aterradores que no son positivos.

La Dra. Susan David es una psicóloga de la Facultad de Medicina de Harvard que estudia la agilidad emocional. La Dra. David entrevistó a más de 70.000 personas y encontró que más del 30% se juzgaba a sí mismo por tener "las llamadas 'emociones malas', como la tristeza, la ira o incluso el dolor."[35] ¿Te suena familiar?

Las otras reacciones que encontró me afectaron personalmente: la prisa de otras personas por hacer todo

---

[35] David, 2017

bien, a menudo me han animado a dejar de lado los sentimientos o a "saltar a una solución." En mi vida he tenido que compartir con personas con cáncer de piel y que mis padres fueron diagnosticados y murieron de cáncer. Estoy de acuerdo con el Dr. David en que "las emociones normales y naturales se ven ahora como buenas o malas. Y ser positivo se ha convertido en una nueva forma de corrección moral. A las personas con cáncer se les dice automáticamente que se mantengan positivas. Las mujeres, que dejen de estar tan enfadadas. Y la lista continúa."[36]

La Dra. David continúa llamando a la urgencia de no querer sentir emociones "que buscan la gente muerta" porque "sólo la gente muerta nunca se estresa, nunca se rompe el nunca experimenta la decepción que viene con el fracaso."[37] Esto me hizo sonreír. Tiene un buen punto de vista.

Piense en cómo le ha afectado la lipohipertrofia y/o el lipedema a lo largo de su vida, desde la infancia hasta hoy. Janssen et al. encontraron que "los jóvenes con

---

[36] David, 2017

[37] David, 2017

sobrepeso y obesos tenían mayores probabilidades relativas de ser víctimas de agresión que los jóvenes con peso normal."[38] En el artículo "Los jóvenes gordos son objetivos comunes de intimidación", Weinstock y Krehbiel encuentran que "los niños y adolescentes que son gordos son a menudo víctimas, y las tasas, fuentes y consecuencias de la intimidación son alarmantes" La creencia de que el peso es controlable "lleva a muchos a culpar a los que son gordos por ser gordos, y así tratar la gordura como un defecto de carácter individual." Este punto de vista hace que sea "muy fácil para aquellos que intimidan a la gente gorda culpar a la víctima.'"[39]

A menudo, ocultamos estas emociones para evitar ser lastimados. Para inspirarte, me gustaría compartir un poema de Lauren Brereton. Brereton es nutricionista y comparte su experiencia a través de la poesía.

---

[38] Janssen et al., 2004

[39] Rothblum & Solovay, 2009

66 *No entiendo cómo un bebé aún en el vientre de su madre puede estar equivocado, pero yo lo estaba, me equivoqué por completo*

*Creo que no se suponía que fuese tan grande, porque los doctores le dijeron a mi mamá que yo tenía que dejarla.*

*Le dijeron que no sería capaz de hacerlo por sí misma. Estaba tan equivocada*

*Y cuando era un bebé tenía muslos grandes y mejillas y muchos rollitos grandes*

*Y la gente decía cosas como "mira esos muslos de grandes"*

*Y "Sabemos que alguien tiene un buen apetito"*

*Y no sé por qué dijeron esas cosas porque no recuerdo haber elegido estar hambrienta, sólo lo estaba, supongo*

*Cuando crecí un poco más, la grasa de mi bebé nunca desapareció*

*Tal vez para mantenerme caliente*

*He oído que por eso los animales llevan grasa porque los mantiene calientes*

*Pero de todos modos se adhirió a mi*

*Y no sabía que eso era malo hasta que otros chicos lo dijeron*

*Dijeron que era más grande, lo que significaba insano y perezoso*

*Pero no era perezosa*

*A mí también me gustaba correr y jugar*

*Hasta que dijeron que me veía tonta porque mi
vientre temblaba, No me gustó correr después de eso*

*Y luego, para la escuela, mi mamá empezó a
empacarme un "almuerzo especial"*

*pero no había nada realmente especial en ello,
sólo que Ya no recibía mis galletas Tenía palitos de
zanahoria en su lugar*

*Nadie los intercambiaba, así que me quedaba
con ellos. Fue entonces cuando empecé a sentir
hambre. Cuando llegaba de la escuela, sacaba
un aperitivo de la despensa y lo comía en mi
habitación, pero mamá siempre la encontraba*

*Me sentía muy mal por ello,*

*así que dejé de hacerlo*

*Ahora hago todo lo que puedo para mejorar,*

*Hago ejercicio con mi mamá y me aseguro de no
comer mucho y conseguir ropa que me haga ver
pequeña no sé por qué*

*Así es como tengo que hacer las cosas*

*Supongo que hay algunos cuerpos que están
equivocados y otros que no*

*Y supongo que nací con el tipo de cuerpo
equivocado* 99

**LAUREN BRERETON**[40]

---

[40] Poema (sin título) usado con el amable permiso de Lauren Brereton.

¿Cuándo fue la primera vez que te diste cuenta de que tu cuerpo era diferente al de tus amigos? ¿Cómo te hizo sentir eso? ¿Fuiste intimidada cuando eras niña? ¿Tus padres o parientes hicieron comentarios sobre tu cuerpo o restringieron tu alimentación, poniéndote a dieta cuando eras niña o adolescente? ¿Fue más difícil comprar ropa? ¿Sentarse y moverse por el mundo era más difícil porque los lugares no se ajustaban bien a ti? ¿Te trataron irrespetuosamente en el consultorio del médico? ¿Fue más difícil salir con alguien? ¿Fue el movimiento más difícil? ¿Te sientes conectado a tu cuerpo? ¿Cómo ha afectado tu confianza en su cuerpo?

Tómese unos minutos para llenar los espacios en blanco de las siguientes preguntas.

Recuerdo que ...

_____

_____

_____

Recuerdo que ...

_____

_____

_____

Recuerdo que...

_____

_____

_____

Inspirada en el experto en neurociencia Mark Waldman, puedes crear una lista de pensamientos e ideas negativas y mantenerlos seguros en este libro. C.R.A.P sería un gran acrónimo para ese libro. Más explicacion en este post de Facebook: https://www.facebook. com/ neuro wisdom/posts/136896696659244

¿Cuáles son sus Conflictos, Resistencias, Ansiedades y otros Problemas? (CRAP)?

_____

_____

_____

_____

_____

_____

_____

_____

_____

_____

_____

¿Es difícil aceptar estos pensamientos? Tara Brach dice que "algo malentendido es que la aceptación y la compasión equivalen a la condonación, la complacencia o la resignación". Por el contrario, la verdadera aceptación es la buena voluntad de enfrentar la realidad tal como es ahora mismo, y la compasión trae sensibilidad a la vida del momento. Sólo con esta contemplación permisiva y sensible podemos responder desde nuestra plena inteligencia y corazón."[41]

## ¡Más Siglas al Rescate!

Escribir tu lista C.R.A.P. puede traer muchos sentimientos fuertes. Utilizo el acrónimo R.A.I.N. de Tara Brach

_____

[41] Brach, 2018

para ayudarme a lidiar con emociones fuertes. Brach, un destacado psicólogo, autor y maestro de meditación, curación emocional y despertar espiritual, utiliza los siguientes pasos para "ayudar a las personas a abordar los sentimientos de inseguridad e indignidad" Los pasos son:

- **R**econocer lo que está pasando;

- **A**ceptar que esa experiencia esté allí, tal como es;

- **I**nvestigar con amabilidad; y tener un

- Conciencia **N**atural, la cual viene de no identificarse con alguna experiencia[42]

Aprende más y escucha una meditación guiada que incluye R.A.I.N.here https://www.tarabrach.com/meditation- the-rain-of-self-compassion/

> *No hay mayor agonía que llevar una historia no contada dentro de ti.*
>
> **ZORA NEALE HURSTON**

---

[42] Brach, 2016

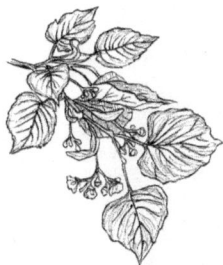

# CAPÍTULO 2
# EFECTOS DEL LIPEDEMA

Las personas que respondieron en Lipoedema UK Big Survey informaron que el lipedema tuvo un impacto profundo y completo en la forma en que vivían sus vidas.

▶ 95% reportó dificultad para comprar ropa

▶ El 87% informó que el lipedema ha tenido un efecto negativo en su calidad de vida

▶ 86% reportó baja autoestima

▶ El 83% informó que evitó que le tomaran una foto o se aseguró de que no aparecieran partes de su cuerpo en una fotografía

▶ El 60% reportó vidas sociales restringidas

▶ 60% reportó siente desesperanza

- ▶ 50% reportó vidas sexuales restringidas

- ▶ 47% reportaron sentimientos de culpa

- ▶ 45% reportaron trastornos alimenticios[43]

El lipedema afecta la vida de las personas de varias maneras. El tejido adiposo del lipedema en sí mismo presenta problemas de salud, y la cultura en la que vivimos, en la que la vergüenza de la grasa es un hecho cotidiano típico, dificulta el mantenimiento de una alta calidad de vida. Como Terapeuta Certificada en Linfedema, no uso el masaje linfático para reducir la grasa; uso y recomiendo otras intervenciones para reducir algunos de los efectos secundarios físicos negativos que causa el lipedema.

Consideremos lo que dice el libro *The New Our Bodies, Ourselves:* "gran parte de nuestra mala salud como mujeres gordas es el estrés de vivir con el odio y la hostilidad social hacia las gordas, el aislamiento, las presiones económicas que vienen de la discriminación en el trabajo y falta de ejercicio debido al acoso y,

---

[43] Fetzer & Fetzer, 2016

quizás lo más importante, los riesgos de la repetición de dietas."[44]

## Conozca a Teresa Hiatt

Estas son algunas de las formas en que Teresa Hiatt experimenta su lipedema:

## ¿Cómo se siente tener lipedema?

Tener lipedema se siente como si estuviera en la película del Hombre Elefante y yo soy la atracción principal. Siento que hay partes del cuerpo enormes y deformes que han crecido en mí y que me separan del resto de la humanidad y nublan la mente de la gente para que sólo vean los defectos. Y lo que es peor, la gente me dice con palabras y acciones que me están juzgando, que sólo puedo culparme a mí misma por la enfermedad. Sus velados comentarios y miradas envían el mensaje de que debo tener una horrible debilidad moral y no autodisciplina ni orgullo de mí mismo, para haberme "dejado ir" así. Escucho la pregunta silenciosa que recorre las mentes de la

---

[44] The New Our Bodies, Ourselves, 1992.

gente que conozco: ¿Puedo ser de confianza como amigo/pareja/empleado/amante/madre si ni siquiera puedo mantenerme en forma?

Físicamente, se siente como si hubiera pesas en mis extremidades y es todo lo que puedo hacer para levantarlas y son tan dolorosas; de mover, tocar, dolorosas de ver crecer.

Médicamente, es como tener la garantía de que cada encuentro con un profesional médico será una confrontación. Cada conversación, sin importar de qué se trate la visita, comenzará con "sabes que te sentirías mejor si perdieras peso". Se siente tan desmoralizante tener que encontrar métodos para evitar el prejuicio del peso y buscar consejo médico. La lista de "trucos" empleados van desde la distracción ("Sí, tienes razón, Sr. Médico de Nariz y Garganta, voy a empezar la de pérdida de peso de inmediato, pero como eso tomará un año para mostrar el efecto real, ¿cómo podemos tratar mi infección sinusal hoy?) hacer promesas falsas ("Voy a hacer una cirugía de bypass el mes que viene, Sr. Cardiólogo, pero vamos a hacer el ecocardiograma ahora, estoy segura de que el cirujano plástico también estaría interesado en los resultados") a sólo ignorar ("Sí, por supuesto Sra. Endocrino, lo que usted diga, ahora podemos revisar los resultados de mi paneo de tiroides?")

Si tengo doctores que he educado o que he intentado que dejen de hablar sobre mi peso. Me doy cuenta de que la medicina actualmente deja claro que la obesidad es mortal y no están haciendo su trabajo si no lo mencionan. Pero ignoran que no toda la obesidad está relacionada con una alta mortalidad. Los marcadores de enfermedad metabólica (prediabetes, LDL alto (colesterol malo), presión arterial alta y circunferencia de la cintura) tienen una mejor relación causal con la mortalidad que sólo las caderas y los muslos grandes. Pero las pautas médicas no hacen ninguna diferencia, y los médicos no se toman ningún tiempo para examinar a una persona **como un paciente en su totalidad** en lugar de hacer un diagnóstico médico del tamaño de la figura que atraviesa la puerta. ¿Realmente es demasiado pedir en esta era, que los médicos estén un poco más informados de la causa real de la enfermedad mortal? No es que quiera que los médicos ignoren mi peso; quiero que me pregunten: "¿Te gustaría hablar de tu peso hoy?" o tal vez "¿Le gustaría recibir información actualizada sobre cómo su peso puede afectarle a futuro?" y luego no me dé basura de los 80 sobre cómo necesito una dieta baja en grasa.

## ¿Cómo reaccionaron tus familiares y amigos al diagnóstico? ¿Cómo te apoyan?

Cualquiera que me conociera desde los 20 hasta los 45 años sabía que tenía algo mal. Me consideraban una fanática de la comida (y no en el buen sentido). Sin embargo, me vieron crecer progresivamente, a pesar del ejercicio, las dietas y un trabajo muy exigente desde el punto de vista físico. Cuando empecé a explorar la idea de que se trataba de una enfermedad, muchos dijeron "bueno, yo sabía que algo andaba mal. Pero incluso su apoyo fracasó cuando se demostró que no había cura. Me han preguntado cientos de veces, "¿por qué no vas a la Clínica Mayo/ Cleveland Clinic/Nueva York/California/ etc. y te tratas esta condición? Seguramente, pueden diagnosticarlo, debe haber un tratamiento". No ayuda cuando ven programas como "Mi vida de 600 libras" que mezclan a personas con trastornos alimentarios, síndrome metabólico y personas con lipedema en el mismo grupo". A todos en el programa se les dice que "coman menos" y luego podemos arreglarlo con cirugía.

Mi marido es fantástico; aunque pierda la movilidad, tenga confusión cerebral o me queje innecesaria-mente del dolor, él me apoya y trata de ayudarme a hacer todo lo que pueda para normalizar mi vida. Pero el resto de la familia, amigos y conocidos parecen ignorar el tema del peso (ser educado, supongo), al menos frente a mí. Mis problemas de movilidad son tratados como si fuera un inválido (en lo que me estoy convirtiendo).

## ¿Cómo se trata el lipedema?

Hago cualquier cosa y todo lo que funciona, incluso un poco. Me cepillo en seco, uso cilindros de espuma, uso una fasciablaster, hago ejercicio, me estiro, tomo suplementos, uso opiáceos (muy escasamente, ya que no quiero crear una tolerancia), tomo gabapentina. Asisto a una grupo de apoyo una vez al mes con otras mujeres con lipedema, lo cual es realmente efectivo ya que he perdido algo de la depresión. Actualmente estoy inscrito en el proceso de meses para obtener una crema medicinal de marihuana que se supone reduce el dolor. Intenté una bomba de compresión durante unos meses, pero por la poca acumulación de líquido, no hizo mucho, excepto trasladar una cierta cantidad de líquido al área del estómago.

He descontinuado el uso de la bomba por ahora. También probé vestimentas de compresión, pero todo lo que probé resultó imposible de ponerme con mis problemas de dolor articular y fatiga.

# PARTE 2

# CUIDADOS PROPIOS PARA EL LIPEDEMA

> *Ayer era inteligente, así que quería cambiar el mundo. Hoy soy sabio, así que me estoy cambiando a mí mismo.*
>
> **RUMI**

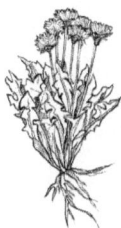

# CAPÍTULO 3
# METAS TERAPÉUTICAS PARA EL LIPEDEMA

La publicación del Wounds UK Best Practice Guidelines: The Management of Lipoedema y el Lipedema —: An overview for clinicians, tienen guías de objetivos de tratamiento para controlar los síntomas del lipedema.

Reich-Schupke, Altmeyer & Stucker afirman que el objetivo de los tratamientos conservadores para el lipedema es "mejorar los síntomas subjetivos, prevenir la progresión de este y prevenir el desarrollo del lipo-linfedema."[45]

El tratamiento conservador puede ayudar a un cliente con lipedema a:

---

[45] Reich-Schupke, Altmeyer & Stucker, 2012

- ▶ reducir el dolor y la inflamación

- ▶ mejorar las prácticas de autocuidado y mejorar la bomba linfática

- ▶ efectos positivos sobre el bienestar psicosocial

- ▶ guía de alimentación intuitiva

- ▶ hacer de la movilidad y actividad física una experiencia agradable

- ▶ mejorar el cuidado y la protección de la piel

- ▶ La cirugía también es capaz de:

- ▶ reducir la fibrosis y el dolor

- ▶ mejora la movilidad

- ▶ minimiza los problemas articulares secundarios, como la osteoartritis de rodilla y cadera[46]

Si estuvieras cómodamente en mi estudio de masajes con una taza de té caliente tranquilamente, podríamos tener una conversación y conocerte personalmente. Esto le permitirá crear confianza conmigo y permitirá

---

[46] Wounds UK, 2017 and Dayan et al., 2017

adaptar mis sugerencias de tratamiento a tu personalidad y estilo de vida. Desafortunadamente, como estoy llegando a tantas personas diferentes a través de este libro, tengo que generalizar la información.

Si deseas un enfoque más personal, tengo una idea divertida, en especial si tienes curiosidad por ti mismo y te gusta hacer pruebas. Entra en internet y haz este test de la autora de The Four Tendencies Gretchen Rubin: https://gretchenrubin.com/books/the-four-tendencies/ take-the-quiz/

Rubin ha encontrado que "esa gente encaja en Cuatro Tendencias: Titulares, Interrogadores, Obligadores y Rebeldes. [...] Entender este marco nos permite tomar mejores decisiones, cumplir con los plazos, sufrir menos estrés y agotamiento, y participar de manera efectiva."[47] Averiguar cómo manejar las expectativas puede ayudarte a entender tu "tendencia" (soy un interrogador) y esta puede ayudarte a tomar un atajo más allá de todos los consejos genéricos de salud que ha estado escuchando durante décadas y encontrar la mejor manera de manejar su propio bienestar.

[47] Rubin, n.d.

¿Recuerdas tu intuición? Tú eres la experta cuando se trata de lo que funciona para tu cuerpo, no un médico, un sitio web o un libro de dietas.

Si eres conservadora, entiende que puedes frustrarte por aquellos que no cumplen con sus expectativas, incluyendo médicos y profesionales que no saben lo suficiente sobre el lipedema. Un conservador podría decir "la disciplina es mi libertad."

Si eres una interrogadora, puede que te gusten los recursos de las extensas notas finales de este libro. Te invito a que te profundices y compruebes la investigación para ayudarte a decidir cuáles son los consejos que debes probar. Como compañera de preguntas, te recordaré que tengas cuidado con la "parálisis del análisis", la tendencia a no actuar porque no hemos tenido todas nuestras preguntas completamente contestadas.

Si usted es un deudor, puede ser difícil implementar las ideas de este libro sin tener que responder a alguien más. El solo hecho de entender esto es un gran paso. Puedes estar ahí para todos los demás, pero es muy difícil cumplir las promesas que te haces a ti mismo. He Incluido un montón de estudios y compartido las experiencias de otras personas con lipedema, pero la simple lectura no te motivará a la acción. Disfrutará de más éxito cuando encuentre la manera de que otras personas lo controlen para ver si está siguiendo sus prácticas de bienestar, incluyendo "supervisión, programación, monitoreo, fechas límite, recordatorios" y otras formas de responsabilidad.[48]

Si usted es rebelde, lea este libro cuando quiera, en su propio horario. Uno de mis clientes favoritos a largo plazo nunca ha leído mi primer libro. Ocasionalmente bromeamos sobre ello. A los rebeldes les va bien cuando las acciones que llevan a cabo les permiten expresar quiénes son como personas.

## ¿Quién puede ayudar?

Es importante hacer consciencia sobre el lipedema a algo más que a médicos y especialistas. El 67% de las personas que respondieron a la encuesta The Lipoedema UK Big Survey declararon que habían

---

[48] Schawbel, 2017

hablado de sus síntomas con otro profesional de la salud, como una enfermera o un terapeuta de masaje, antes de su diagnóstico. La encuesta encontró que las personas con lipedema pensaban que las enfermeras/médicos del linfedema y el Internet eran "recursos más útiles sobre cómo manejar el lipedema"[49]

Entonces, ¿qué podemos hacer? Busca a los ayudantes. ¿Recuerda el famoso consejo que el Sr. Rogers dio a los niños que se sentían indefensos después de un desastre? El Sr. Rogers dijo que su madre siempre le decía que "buscara a los ayudantes. Siempre habrá ayudantes." Este consejo puede parecer cierto cuando se trata de lipedema, aunque a menudo el mayor obstáculo es encontrar un profesional de la salud que esté familiarizado con el trastorno.

¿Quiénes son mis ayudantes? Primero me interesé en el lipedema a través del trabajo duro de dos personas maravillosas: Guenter Klose, que incluye presentaciones sobre la enfermedad en las conferencias de Klose sobre linfedema, y Catherine Seo, que ha trabajado tan arduamente para llevar la información al público

---

[49] Fetzer & Fetzer, 2016

a través de la Internet. Catherine Seo ofrece un programa llamado MasterClass BEYOND LIPEDEMA que ofrece asesoramiento sobre el manejo y la transformación del lipedema en 5 dominios: físico, mental/psicológico, emocional, espiritual y social. Aprende más aquí: https://masterclass.lipedema- simplified.org/

El Wounds UK Best Practice Guidelines: *The Management of Lipoedema* ofrece los siguientes consejos para encontrar un experto que pueda ayudar con los síntomas del lipedema:

## Dónde buscar ayuda:

Para **agrandamiento de tejido, edema, dolor, dolor, sensibilidad al tacto**: busque un especialista en lipedema/linfedema.

En caso de **marcha anormal, debilidad muscular o dolor articular**: busque un fisioterapeuta.

Para problemas de **movilidad, dificultad con las actividades diarias**: busque un Terapeuta Ocupacional.

Para consejos y educación sobre **alimentación intuitiva, trastornos alimentarios, suplementos nutricionales o diabetes**: busque un dietista

Para **pies planos o marcha anormal**: busque un podólogo.

Para el **dolor inmanejable/crónico**: busque una clínica del dolor.[50]

## Cómo visitar a un médico

Sabía que quería incluir una sección sobre cómo visitar a un médico cuando leía historia tras historia en Lipedema, grupos de Facebook de personas que eran ignoradas, criticadas y desestimadas por sus médicos. Daré consejos sobre tres tipos de situaciones:

Cuando tú necesitas ser tratada por una enfermedad aguda, no debe ser desestimada con información sobre su dieta Cuando necesites solicitar pruebas especializadas como resultado de su propia investigación,

---

[50] Wounds UK, 2017

cuando asuma la responsabilidad de su propia salud Cuando necesites un diagnóstico de lipedema.

## Qué decir si quiere que le traten su enfermedad, no su peso: Ideas para negociar con su médico

Negociar es una palabra que asusta a mucha gente, pero sólo significa llegar a un acuerdo, y las mejores negociaciones son situaciones en las que todos ganan. En una situación de atención médica, tanto usted como su proveedor de atención médica deben tener el mismo objetivo: mejorar y/o mantener su salud. Es una situación ganar-ganar si usted puede confiar y trabajar con su proveedor de atención médica para mantener su salud y su médico puede proporcionarle la más alta calidad de atención médica.

La peligrosa realidad es que demasiados estadounidenses posponen la visita a su médico para recibir atención médica debido a los temores sobre la forma en que serán tratados. La solución ideal sería tener a todos y cada uno de los médicos plenamente capacitados en cómo tratar el lipedema y cómo proporcionar una atención compasiva basada en la evidencia a pacientes de todos los tamaños. Lo ideal sería que cada médico se ocupara del trastorno en lugar de centrarse únicamente en la pérdida de peso del paciente a través de la dieta.

Esa es una gran meta, pero ¿cómo podemos ayudarnos a nosotros mismos HOY?

Estar dispuesta a despedir a tu médico.

Si tu médico está más interesado en recetarte una dieta que en tratar su preocupación actual, despídalo. Te mereces un médico que te brinde el mismo cuidado que se le da a una persona delgada. Si puedes negociar con su médico y construir la confianza de que obtendrá un nivel imparcial de atención, entonces construya esa alianza. Si no, entonces despide a tu médico. ¿De qué sirve un médico con el que temes concretar una cita?

Mara Nesbitt tiene consejos para elegir un médico. Antes de permitir que alguien sea tu médico, ella sugiere que hagas dos preguntas: ""¿Crees que una persona puede ser gorda y saludable? y "¿Te sientes cómoda tocando a una persona gorda?"[51] Lea todo su artículo sobre la elección de un médico aquí: http:// cat-and-dragon.com/ stef/fat/nesbitt.html.

¿Cómo se puede iniciar la conversación? Usar esta carta de Linda Bacon, PhD, investigadora y autora de El Respeto físico y salud en todas las tallas, es un buen comienzo: "Proveedores de atención médica: Proporcionar atención sensible para personas de todas las tallas" https://lindabacon.org/HAESbook/ pdf_files/ HAES_ Providing%20Sensitive%20Care.pdf.

Hanne Blank tuvo éxito al escribir una carta a su médico y al incluir copias en su expediente, así como al hacer que su médico lo leyera la primera vez que se reunieron. Lea la carta aquí: http://cat-and-dragon. com/ stef/fat/ hanne.html.

Ragen Chastain, una Promotora de Salud Certificada por la ACE, inventó una gran herramienta para que personas la usen con sus médicos. Su "Kit de Supervivencia en el Consultorio del Médico" tiene información sobre el HAES y está diseñado para que

---

[51] Nesbitt, n.d.

se lo entregue a su médico y así las conversaciones de dietas y pérdida de peso se convierta en tema de el trastorno real. Encuentre el equipo aquí: https://danceswithfat.wordpress.com/2013/04/01/what-to-say-at-the-doctors-office.

La Asociación Nacional en Avance de la Aceptación de la Grasa (NAAFA) tiene una maravillosa publicación titulada "pautas para terapeutas que tratan a clientes de alto peso," por Barbara Altman Bruno, Ph.D., ACSW, y Debora Burgard, Ph.D. Véalo aquí: https://www.naafaonline .com/dev2/about/Brochures/NAAFA_Guidelines_for_Therapists.pdf.

Tienes un médico que escucha tus preocupaciones, considera trabajar con él, y aumentar su nivel de atención en otras áreas de su vida. La discriminación por peso no sólo ocurre en el consultorio del médico, sino en toda nuestra cultura. Sutin et al. encontraron que "la discriminación basada en el peso es una experiencia social estresante relacionada con el deterioro de la salud física y mental" y que " la discriminación basada en el peso puede acortar la esperanza de vida."[52]

---

[52] Sutin, Stephan, & Terracciano, 2015

Aquí hay algunas tácticas a considerar para involucrar a su médico en su campaña para combatir la discriminación por peso:

¿Puede su médico escribir una carta refutando los programas de pérdida de peso en el lugar de trabajo?

¿Puede su médico escribir una carta notificando a otros profesionales que ignoren su IMC cuando le proporcionen atención y consejo médico?

¿Puede su médico escribir una carta a los miembros de la familia solicitando que apoyen el plan de atención médica que ha hecho con él? Incluso una carta a seres queridos puede iniciar una conversación. Lea la versión de Linda Bacon aquí: https://lindabacon.org/HAESbook/pdf_files/HAES_For-Friends-and-Family.pdf.

Otra lectura previa a la cita es la carta de Linda Bacon "Un mensaje para las personas que tienen enfermedades atribuidas a su peso"."[53]

---

[53] https://lindabacon.org/HAESbook/pdf_files/HAES_Message%20for%20People%20with%20Disease.pdf

## Qué decirle al médico si desea que le ordenen pruebas adicionales:

El primer desafío puede ser convencer al médico que incluso necesitamos las pruebas realizadas. Maya Dusenbery, autora de Doing Harm: The Truth About How Bad Medicine and Lazy Science Leave Women Dismissed, Misdiagnosed and Sick, dice "parece ser que hay un estereotipo para todo tipo de mujer. Si ella es altamente educada y privilegiada en cuanto a raza, clase y educación, obviamente esos privilegios serían beneficios, pero de alguna manera algo habría en contra. Podría parecer una paciente dominante con derecho a pasar demasiado tiempo en WebMD."[54] No son sólo las mujeres. Personas de todos los géneros son oprimidas por el patriarcado.

Maggie McCarey comparte su técnica para comunicarse con su médico en el blog de Lipese "Penny Primaria." McCarey hace un gran trabajo ayudando a su médico a hacer un argumento lógico para ordenar las pruebas que le gustaría hacerse, basado en su investigación. Esto es clave: si el médico está dispuesto a

---

[54] Butera, 2018

trabajar con usted, pero teme que su compañía de seguros no le reembolse, entonces concéntrese en ayudar al médico a argumentar a favor del reembolso Lea el blog de McCarey aquí: http:// lipeseblog.blogspot.com/2013/06/primary-penny.html

## Qué decirle a su médico cuando quiera un diagnóstico de lipedema:

El Dr. John Bartholomew presenta el lado médico, ofrece consejos sobre cómo hablar con un médico sobre el lipedema y proporciona herramientas para ir más allá de la conversación sobre la "pérdida de peso" en esta presentación registrada en la Conferencia del 2016 de la Fat Disorders Resource Society: https:// youtu.be/rWSaQjw9Fv4.

También hay varios recursos para los médicos interesados en aprender sobre el lipedema. El Dr. Bartholomew tiene un artículo para ellos, sobre el reconocimiento del lipedema aquí: https://consultqd.clevelandclinic. org/2015/06/ making-a-definitive-diagnosis-of-lipedema/ Otro gran recurso es el libro Lipedema —: Una visión general para los médicos, que está disponible en Amazon.

Si el médico no muestra ningún interés por aprender sobre el lipedema, busque un médico que utilice el Directorio de proveedores de lipedema del Proyecto Lipedema en http:// lipedemaproject.org/

## Tratamientos Conservadores para el Lipedema (No Quirúrgicos)

¿Qué pueden hacer los tratamientos conservadores (no quirúrgicos)? Pueden reducir el dolor y la inflamación, mejorar el sueño, mejorar las prácticas de autocuidado y mejorar la bomba linfática, hacer que la movilidad y la actividad física sean una experiencia agradable, afectar el bienestar psicosocial, guiar la alimentación intuitiva y mejorar el cuidado y la protección de la piel. Exploraremos cada uno de estos objetivos de tratamiento en detalle en los siguientes capítulos.

Los tratamientos conservadores no pueden reducir de forma permanente la grasa del lipoedema o curar el trastorno. Usted puede leer en Internet que un suplemento o dieta de pérdida de peso o masaje puede curar el lipoedema. Personalmente no he visto ni un solo ejemplo de que esto sea cierto. Los métodos que escribo en este libro son herramientas para controlar los síntomas crónicos causados por el lipedema. Esto es lo que Polly Armour, paciente de lipedema y defensora de los derechos humanos, llama VSE ("victorias sin espejo"), similar al término popular VSP, o "victorias sin peso" Estos cambios hacen que sea más fácil vivir con lipedema aunque pueden no ser visibles en un peso o en un espejo.[55]

Mis objetivos de tratamiento para el lipedema

_____

_____

_____

### Conozca a A'ndrea Rider

Estas son algunas de las formas en que A'ndrea Reiter experimenta el lipedema:

[55] Armour, 2018

## ¿Cómo se siente tener lipedema?

Pesadez extrema en las piernas desde que tenía 10 años, pero en los últimos cuatro años - dolor en las articulaciones al andar se ha convertido en balanceo, una sensación de puñalada en los pies al caminar más de 15 minutos. Progresión rápida después de cumplir 35 años, deprimente, no podía usar ninguna de mis chaquetas.

## ¿Cómo reaccionaron sus familiares y amigos a su diagnóstico? ¿Cómo te apoyaron?

La familia estuvo tranquila por mí y me apoyó mucho. Aunque las mujeres del lado de mi madre, al menos desde mi bisabuela, todas lo tenían, aunque no sabíamos lo que era en ese momento. Mi esposo me apoyó, pero creo que no sintió real hasta que vino conmigo al cirujano en Alemania e hicieron un ultrasonido que mostraba la diferencia entre la grasa normal y el lipedema, y que era como un cascara alrededor del cuerpo. Desde ese momento ha estado completamente a bordo y ha sido un enfermero increíble durante mis últimas tres cirugías.

## ¿Cómo se trata el lipedema?

Aceites, rebotadores, baños, elevación, compresión, comer alimentos linfáticos como brócoli, coliflor y nueces de Brasil, acupuntura y reiki. Los aceites que utilizo para el flujo linfático del lipedema son ciprés y sabina - 7-10 gotas de cada uno en un baño. Algunas personas también lo usan cuando se cepilla en seco.

## ¿Cómo se trata el lipedema?

CAPÍTULO 4

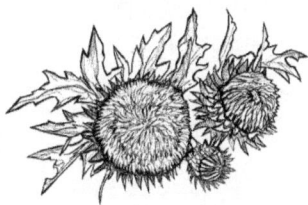

# DISMINUYENDO EL DOLOR Y LA INFLAMACIÓN

Como Terapeuta Certificada para el Linfedema, me emociona tener la oportunidad de disminuir el dolor en los clientes con lipedema. El Drenaje Linfático Manual fue desarrollado para mover los fluidos linfáticos, pero también he visto que calma el sistema nervioso simpático y reduce el dolor y la sensibilidad.

## ¿Por Qué Duele el Lipedema?

Herbst et al. encontró que "el dolor ocurría diariamente en 89.7%" de los pacientes con lipedema en un estudio de revisión de gráficos.[56]¿Por qué duele el lipedema? Según Warren, Peled y Kappos, "la hipersensibilidad

---

[56] Herbst et al., 2015

de la piel a la palpación en los pacientes con Lipedema es difícil explicar y tratar. No se sabe si la hipersensibilidad es causada por dolor nociceptivo (de los tejidos dañados), dolor neuropático (de un sistema nervioso muy reactivo), haciendo difícil conocer cuál es el tratamiento óptimo y efectivo.[57] Ehrlich et al. Afirma que "el dolor y daño nervioso en las áreas afectadas por el lipedema causa alteraciones en la circulación, mal suministro sanguíneo a las células grasas grandes, desplazamiento físico por el edema y la expansión de la grasa, e inflamación.[58]

¿Por qué no hay una pastilla o inyección que pueda detener este dolor de una vez por todas? ¡Las personas con gordura "normal" no sienten este tipo de dolor!

De hecho, "usualmente lo difícil sobre un problema es que usualmente debes tener perspectivas diferentes más allá de lo convencional." Esa es la respuesta de Ronald Davis a una pregunta sobre la investigación de patologías crónicas. Davis, Profesor de Bioquímica y Genética y director del Centro Tecnológico del

---

[57] Warren Peled & Kappos, 2016

[58] Ehrlich et al., 2016

Genoma en la Universidad de Stanford, fue uno de los científicos destacados en el brillante documental del 2017 *Unrest*.[59]

Cubriré tratamientos tanto aceptados como controversiales que pueden ayudar a disminuir el dolor y la inflamación, incluyendo:

► Drenaje Linfático Manual (DLM)

► Movilización de Tejido Blando Asistida por Intrumentación y otros tratamientos basados en presión como FasciaBlaster, Tui Na y Tiger Tail

► Prendas de compresión

► Cupping

► Cintas atléticas

► Vibración profunda

► Terapia de cavitación y ondas de choque

► Variaciones Cíclicas en Acondicionamiento Adaptativo (CVAC)

[59] Brea, 2017

► Estimulación del nervio vago

► Biofeedback

► Meditación para el dolor intenso

► Baños de sal de Epson

► Hidroterapia

► awe

► Suplementos

► Remedios naturales para el dolor e inflamación

Quisiera mencionar que a menudo el dolor y la inflamación son los mensajeros, no el problema. Los tratamientos deberían ir a la raíz, no sólo bloquear la vía del dolor o inflamación. Su misión es activar su propio potencial de salud y trabajar a través del prueba y error para encontrar los tratamientos apropiados para usted.

¡Qué emocionante! ¡Tengamos nuestros resaltadores a la mano y empecemos a experimentar! Pero primero de ir con los tratamientos, me gustaría que tomaras algunos minutos para responder las siguientes preguntas.

Háblame de los síntomas con los que estás lidiando a causa del Lipedema:

_____

_____

_____

¿Qué le dirías a un amigo que lucha con lo mismo?

_____

_____

_____

¿Todas las perosnas del mundo con lipedema enfrentan la misma batalla?

_____

_____

_____

## Cómo probar los consejos:

Yo recomiendo mantener un registro diario de tus niveles de dolor por un mes cuando intentas estos consejos. Registra tu nivel de dolor del 1 al 10, en el mismo momento, cada día, y anota qué tratamientos añadiste a tu cuidado propio. Sé que para algunos con dolor crónico, el nivel de dolor oscila entre 7-10. Si estás en 9, ¡disminuirlo a un 7 es un gran progreso! Mantener el registro te permitirá percatarte de los cambios y, con suerte, descubrir qué tratamientos funcionan mejor para tu cuerpo. Conocer las respuestas a preguntas como "¿Cuáles son tus desencadenantes?" y "Qué te llev a sufrir tu dolor?" también pueden ayudarte a evitar o al menos tener control sobre tus eventos dolorosos. A algunas personas les gusta tener el registro en un papel o una hoja de cálculo. También hay aplicaciones gratuitas para el teléfono.

## Drenaje Linfático Manual

El masaje de Drenaje Linfático Manual (DLM) es un excelente tratamiento tanto para el dolor como para la hinchazón. Está especialmente recomendado como parte de la recuperación en la liposucción para reducir la hinchazón de las piernas. Ochenta y cinco por cierto de las personas con lipedema encuestadas en The Lipoedema UK Big Survey que intentaron el DLM encontraron que era "muy efectivo de alguna manera."[60] En

---

[60] Fetzer & Fetzer, 2016

"Specialist approaches to managin Lipoedema," Amy Fetzer alerta que, "como la compresión, el efecto del DLM no es permanente, toma algunos días o semanas antes de que regrese. Esto significa que el DLM debe ser practicado regularmente, idealmente diario, durante toda la vida."[61]

La realidad es que algunas personas con lipedema sienten que el DLM es efectivo, mientras que otras no ven cambios. Esto puede ser debido a la severidad del lipedema y la existencia de más de un tipo de lipedema. Recuerda que van Geest et al. Encontró que el transporte linfático subcutáneo era menor en el rusticanus Moncorps[62] y Langendoen et al. Encontró que las personas con rusticanus Moncorpos "experimentaban quejas más serias a edades más tempranas, especialmente un dolor espontáneo y sordo en las piernas que era más prominente al final del día, el cual podía imitar los síntomas de la insuficiencia venosa crónica sin tener várices."[63] El DLM es sólo efectivo para reducir el edema, no la grasa del lipedema. Si

---

[61] Fetzer, 2016

[62] van Geest et al., 2003

[63] Langendoen et al., 2009

usted no tienes síntomas de edema, el DLM es sólo un masaje costoso para relajarse y disminuir el dolor.

## ¿Qué hay de la Celulitis?

Toda mi vida pensé que conocía la celulitis, hasta que de verdad leí investigaciones sobre esta condic Simplemente es algo normal en la vida de cualquier persona, necesitamos estar más cómodos en nuestros cuerpos, ¿cierto? El Dr. Herbst dice que "la fisiopatología del desarrollo de la celulitis es similar a la del lipedema"[64] y Godoy et al. Cree que ésta afecta el lipedema; "la celulitis puede ser un factor agravante para el incremento del perímetro de las piernas y el abdomen de los pacientes con lipedema, estando indicada la estimulación del sistema linfático en el tratamiento" dado que el lipedema y la celulitis tienen "mecanismos fisiopatológicos agravantes similares"[65] De hecho, hay tratamiento para la celulitis, pero quizás puede ser mucho tiempo invertido para algunos. Godoy & Godoy usaron un protocolo de diez sesiones en dos semanas, con noventa minutos cada una,

---

[64] Herbst, 2012

[65] Godoy et al., 2013

contando con un drenaje linfático mixto, tanto manual como mecánico, y la estimulación cervical usando la ténica de Godoy y Godoy.[66]

Si quieres intentar el DLM para el lipedema, te recomiendo solicitar una sesión con alguien que ten experiencia tratando el lipedema. Si no hay leyes que exijan un mínimo de entrenamiento para permitir que "ofrezcan masajes linfático", entonces seamos precavidos. Un Terapeuta Certificado en Linfedema debería ser capaz de brindarle DLM e instruirte sobre cómo hacerte tu misma el DLM.

## Movilización Instrumental Asistida de Tejido Blando, Gua Sha, y la Técnica Graston

Este es un "tratamiento similar al Gua Sha" que es usado para "detectar y tratar las restricciones faciales, fomentar la localización rápida y tratar áreas con fibrosis de tejido blando, inflamación crónica o degeneración."[67] Un estudio sobre sujetos saludables sin lipedema encontró que el Gua sha, un tratamiento

---

[66] Godoy & Godoy, 2011

[67] Instrument Assisted Soft Tissue Mobilization, 2017

para la piel tradicional de China, "podía mejorar significativamente el volumen de perfusión sanguínea e
incrementar la temperatura en las áreas descamantes,
fomentando la circulación sanguínea local y el meta-
bolismo energético."[68] La MIATB y el Gua sha son dos
técnicas diferentes que requieren entrenamiento.

En inicio, estaba escéptica sobre incluir el MIATB o
la Técnica Gastron, una terapia similar, en este libro.
Cuando le pregunté a mis compañeros Terapeutas
Certificados en Linfedema sobre sus puntos de vista,
rápidamente me percaté que estamos divididos en
dos campos. Algunos piensan que no es apropiado –
mucha presión, muy directa, sin conocer los efectos a
largo plazo. Algunos estaban curiosos porque nunca
habían escuchado de usar el Graston o MIATB de este
modo, y otros afirmaban que los pacientes se beneficiaban de ello. El programa TREAT de la Escuela de
Medicina de Tucson recomienda la técnica Gastron, el
MIATB, y el Tui Na (vea "FasciaBlaster, Tiger Tail y Tui
Na" debajo) como potenciales terapias para ayudar
con la fibrosis.[69]

---

[68] Xu et al., 2012

[69] Treatments and Therapies, n.d.

La Dra. Andrea Brennan, Doctor en terapia ocupacional y Terapeuta Certificado en Linfedema, trabaja con clientes con lipedema. Ella recomienda a los terapeutas interesados en usar técnicas más profundas con clientes con lipedema que le informen sobre las razones y el potencial resultado a adquirir. Además, lo más importante es escuchar al paciente, localizar el dolor y que pueda tolerar el tratamiento. Sus pacientes han tenido éxito disminuyendo sus niveles de dolor después de tratamientos profundos como el MIATB, Gua Sha, y trtatamientos que usan presión negativa y vibración.

Si te gustaría intentar técnicas profundas, y estas en Scottsdale, Arizona, intenta contactar a Andrea Brennan en Facebook https://www.facebook.com/lymphedematraining.

## Masaje Quadrivas

Este es un estilo de masaje practicado predominantemente en Holanda, el cual afirma curar el lipedema. El Dr. Herbst ha dirigido un pequeño estudio de este tratamiento en EE.UU. Estaremos escuchando más de este estilo de masaje en los próximos años. Encuentra más en el website de Quadrivas: http://www.quadri-vas.nl/

## FasciaBlaster, Tiger Tail, Pinofit y Tui Na

El Fascia Blaster es un dispositivo medico Clase I similar a un automasajeador. Es algo controversial, con muchos devotos así como personas que creen que es inútil. Algunas lo usan en la ducha o en el sauna, afirmando que es más cómodo y efectivo cuando han calentado sus piernas primero. Si estás interesada en aprender más, el Grupo de Facebook "Lipedema FasciaBlasters 2.0" puede ayudarte.

Tiger Tail es una herramienta de automasajes similar a un rodillo de espuma. Como con el FasciaBlaster, no hay prueba de que ayude con los síntomas del lipedema, pero algunas personas lo han usado y tuvieron resultados positivos. Tiger Tail ofrece consejos sobre cómo usar su rodillo en su website aquí: https://www.tigertailusa.com/pages/ how-to-roll. Terapeutas de la Clinica Foldi usan el rodillo de espuma Pinofit para disminuir la fibrosis.

Tui Na es una técnica China de masaje enfocada en problemas específicos (en vez de ser un masaje completo) donde el terapeuta usa masaje, manipulación y acupresión. Las personas lo sienten doloroso pero dicen que, con varias sesiones, disminuye su fibrosis.

## Esthe Salon

Dudé en añadir una descripción de estos salones en el libro, dado que NO HAY PRUEBAS de que este masaje sea efectivo en Japón. Recientemente conocí a otra Terapeuta Certificada en Linfedema quien creció en Japón y ella compartió que ha visto personas con, lo que para ella visualmente parecía lipedema en etapa 1 en Japón, que iban a los Esthe Salón para series de masajes dolorosos y caros. Hay muy poco lipedema en Japón. Por supuesto, relación no implica causa. Otro punto de vista es que hay poca incidencia del Lipedema en países Asiáticos, pero las personas de descendencia Asiática que se mudaron a países occidentales pueden empezar a desarrollar lipedema.

## ¿Entonces, Qué Es Fascia?

Muchas de las herramientas y los masajes que mencioné buscan trabajar con nuestra fascia corporal. ¿Qué es exactamente la Fascia? Simple, es una red de tejido conectivo colagenoso que existe en todo nuestro cuerpo, la cual envuelve todos nuestros órganos y estructuras internas.

Más poéticamente, Bordoni & Zanier describen la fascia como "la filosofía del cuerpo, lo que significa que cada región del cuerpo está conectada a otra."[70] Tom Myers, autor de Anatomy TRains Myofascial Meridians, describe la red fascial como "un manto pegajoso y grasoso que nos mantiene unidos firmemente, aunque constantemente se ajusta para acomodar cada movimiento."[71]

¿Por qué necesitamos mover nuestra fascia? Myers nos presenta a Gil Hedley, fundador de Anatomy Productions, LLC, e incluye el discurso de Hedley: https://www.anatomytrains.com/blog/2017/08/07/

---

[70] Bordoni & Zanier, 2014

[71] Myers, 2018

gils-new-fuzz. El discurso Fuzz ofrece inspiración para incorporar tanto el movimiento como el masaje en el cuidado propio diario. Myers también ofrece un nuevo modo de experimentar las posiciones del yoga, enfocándose en las interconecciones de la fascia en vez de los músculos, en el artículo del *Yoga Journal* "What You Need To Know About Fascia": https://www.yogajournal.com/ teach/what-you-need-to-know-about-fascia.

## Otras Herramientas de Masaje

¿Realmente necesitamos estudios de investigación que nos digan que los masajes se sienten bien? Estos pueden aliviar el dolor en muchas personas, incluyendo aquellos con lipedema. Muchas personas en Facebook mencionan que les gusta usar masajeadores de mano como el Thumper o Pure Wave sobre todo su cuerpo, no sólo en el tejido con lipedema.

## Prendas de Compresión

La publicación del The Wounds UK titulada *Best Practice Guidelines: The Management of Lipedema* menciona que las personas con lipedema pueden intentar prendas de compresión clase 1 o 2, y que estas prendas deberían disminuir la incomodidad, picazón y el dolor al dar soporte a los tejidos; mejorar la movilidad; y disminuir el edema.[72] Amy Fetzer dice en "Specalist approaches to managing lipoedema" que "la terapia de compresión generalmente se realiza para mejorar los síntomas del lipedema y prevenir la progresión del componente linfático del lipedema. También dar Soporte a las caderas, los tejidos conectivos blandos, y optimiza las caderas, mejorando la movilidad y función."[73] Según Langendoen et al., "los pacientes con 'rusticanus Moncorps' también pueden beneficiarse de la terapia de compresión, probablemente por la corrección de la moderada alteración funcional de la bomba muscular en la pantorrilla."[74]

## ¿Qué debo buscar en una prenda de compresión?

Britta Vander Linden aconseja seguir cuatro P para escoger un vendedor de prendas de compresión

---

[72] Wounds UK, 2017

[73] Fetzer, 2016

[74] Langendoen et al., 2009

– enfócate en las Personas, el Precio, las Pólizas y los Pros. Mereces buen servicio al cliente de expertos quienes puedan responder tus preguntas sobre las diferentes prendas, precios competitivos, pros y beneficios sobre lo que daría una tienda promedio online, y pólizas de devolución no estresantes.[75] Las dos tiendas de las que he escuchado cosas positivas son Women's Health Boutique en Escondido, y San Diego Homecare Supplies en Lemon Grove. ¿Por qué visitar una tienda? He leído historias horribles online sobre personas que han intentado tomar la vía corta de medirse a sí mismos y ordenar de una tienda que no se especializa en equipos médicos, los cuales se decepcionaron de las prendas que llegaron al correo, y tuvieron que ordenar otras.

¿Esto quiere decir que no debes ordenar en línea? No, pero aegúrate de que estas trabajando con un vendedor que conozca sobre la compresión y tus necesidades compresivas como persona con lipedema.

---

[75] Vander Linden, 2015

## ¿De qué debería estar atenta con las prendas?

Si nunca has usado prendas de compresión en tus piernas antes, por favor ve con el doctor para que descarte algún Trastorno Arterial Periférico (TAP). El personal médico debe examinar un índice brazo-tobillo (IBT). Si sufres de TAP, usar prendas de compresión podrían reducir el flujo a tus piernas y causar daño.

Encuentra más aquí: https:// www.mayoclinic.org/ diseases-conditions/peripheral-artery-disease/symptoms-causes/syc-20350557. Muchos otros trastornos, como otros que afectan tu riñón o corazón, también son contraindicaciones para la compresión.

Más no es mejor cuando se trata de compresión. Las prendas clase 3 y 4 pueden ser extremadamente difíciles de poner y quitar, y una prenda es inútil si sólo está en tu gaveta. La realidad: aún si es la clase correcta, vestir prendas de compresión puede ser doloroso para quienes sufren de lipedema. Puede ser especialmente frustrante para aquellos recién diagnosticados que compraron prendas costosas sólo para percatarse que usarlas era muy doloroso. He tenido buena suerte alentando a mis clientes con linfedema a vestirlas cuando no los presiono, sino que dejo que me digan cuando consideran cuál es el momento.

Comprueba con tu medico de confianza antes de vestir prendas de comprensión durante la noche. Una prenda hecha de espuma barata con conductos puede ser una buena opción si el tejido fibrótico está en las caderas.

Algunas personas con lipedema pueden sentir que es más efectivo vestir la compresión cuando están ejercitándose (excepto en la piscina, porque la presión no hace falta cuando estamos en el agua), durante viajes en aviones o carros, o en sus pies en largos periodos. Otra opción es empezar con una compresión de menor nivel y ver si tu cuerpo se ajusta a las sensaciones con el tiempo. Hazle saber a tu vendedor sobre cualquier dolor que sientas mientras uses las prendas, dado que el dolor durante las primeras horas significa una sóla cosa, mientras que el dolor posterior a su uso significa otras más.

Cuando lees la palabra compresión, ¿la primera imagen que viene a tu mente es la abuela de alguien usando medias especiales? ¿quién quiere sentirse atrapada usando medias compresivas cuando nos sentimos jóvenes por dentro? Mi consejo es preguntar por los colores y opciones sobre el tipo de compresión adecuada para ti. Tengo clientes muy a la moda con linfedema los quienes detestan las fundas de color beige pero que sin duda usarían las prendas negras para el trabajo dado que se ven como unas medias pantys largas debajo de su top.

Si estás ordenando una prenda de compresión Jobst, pídele a tu vendedor que contacte al representante local para información sobre cómo personalizar las prendas para el lipedema. La fábrica hará cambios en la forma de la prenda para mejorar la zona de confort.

Si tienes prendas de compresión:

¿Cuándo puedo salir sin usar las prendas?

_____

_____

_____

¿Cuándo debo usar obligatoriamente las prendas de compresión para no terminar hinchada/adolorida?

_____

_____

_____

¿Qué me ayuda a recordar que debo usar las prendas de compresión?

_____

_____

_____

¿Cuáles son mis trucos favoritos para hacer de las prendas de compresión parte de mi estilo?

_____

_____

_____

## Cupping

Cuando digo Cupping, ¿piensas en atletas con círculos rojos en su espalda? Hay varios tipos diferentes de cupping, y estoy específicamente hablando sobre aquél que es gentil y más dinámico que el tradicional.

El Cupping usa succión para crear presión negativa en los tejidos del cuerpo. El Cupping para las personas con lipedema debe ser realizado por un profesional, con conocimiento sobre el sistema linfático dado que los fluidos atraidos a la superficie de la piel deben ser removidos por este sistema.

Para el terapeuta, el tratamiento es más facil con una máquina de Cupping la cual puede dar un nivel fijo de succión. Se pueden usar copas de silicón si prefiere un tratamiento manual. Se aplica aceite en la piel (aceite de jojoba es el preferido) y las copas son usadas con el menor nivel de presión luego de que el terapeuta primero trate manualmente los nodos linfáticos en el cuello, abdomen y áreas inguinales (también los nódulos axilares si se está tratando la parte superior del cuerpo).

Amo usar el Cupping linfático en mis clientes, y descubrí que es lo suficientemente suave como para ayudar a clientes de más de 70 años y aquellos con liposucción en conjunto con cirugías plásticas como la abdominoplastia.

## Cintas Atléticas o Deportivas

La primera vez que vi las cintas deportivas fue en las Olimpiadas del 2012. ¿Recuerdan todas esas cintas de colores en el cuerpo de los atletas? Esta cinta eleva suavemente la piel, cambiando la presión intersticial y

estimulando a los vasos linfáticos a tomar más fluidos de vuelta al corazón. Cuando los atletas se mueven, la acción de bomba del musculo también impulsa el flujo linfático.

¿Pero realmente funciona? Segun "Specialist approaches to managing lipedema" de Amy Fetzer, las Cintas deportivas son "un tipo de compresión negativa" que es "conocido por ayudar con la reducción del edema y aliviar el dolor."[76] Cuando era interna en una oficina de fisioterapia, observe a los terapeutas usar cintas deportivas efectivamente para ayudar a clientes sin lipedema con el dolor de la rodilla.

---

[76] Fetzer, 2016

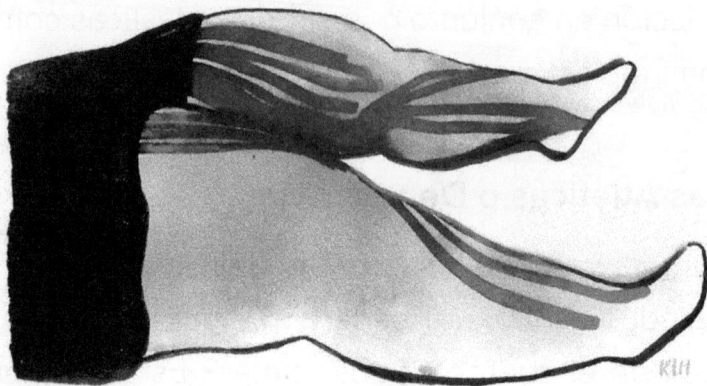

Una gran Fuente de información sobre usar estas cintas para incrementar el flujo linfático es la guía de Kenzo Kase para médicos, "Kinesio Taping for Lymphoedema and Chronic Swelling." Además, el website Theratape. com recomienda usar "fan strips" para disminuir la hinchazón.[77] Theratape también tiene una gran colección en Pinterest de fotos sobre las cintas en edema y las contusiones en https://www.pinterest. com/theratape/kinesiology-tape-edema.

## Oscilación profunda

La oscilación profunda usa campos electrostáticos de alta y baja frecuencia para disminuir el dolor

---

[77] How Kinesiology Tape Helps with Lymphatic Drainage, 2018

y el edema. En el artículo "Specialist approaches to managing lipoedema," Amy Fetzer escribe que "los pacientes han reportado que el tratamiento les es útil, y muchos consideran que hacerlo regularmente hace más sencillo el control de la condición."[78] Hivamat es un producto de oscilación profunda que "usa un campo electrostático intermitente para estimular el flujo linfático y sanguíneo, reduciendo así el edema."[79] El Hivamat puede ser una herramienta útil para disminuir la hinchazón cuando se usa con drenaje linfático manual. Si el DLM se siente muy doloroso, intente recibirlo con el Hivamat para ver si es más tolerable.

## Cavitación

El Dr. Marco Cardone del Departamento de Medicina de Rehabilitación del Hospital San Giovanni Battista en Roma, Italia, usa una combinación de cavitación ultrasónica, DLM, y ondas de choque para la disminución del dolor en pacientes con lipedema.[80] La Cavitación ultrasónica usa ondas de ultrasonido para

---

[78] Fetzer, 2016

[79] Munnoch et al., 2016

[80] Cardone, 2015

destruir las células de tejido adiposo, las cuales son absorbidas por el sistema linfático. La terapia de choque puede disminuir el tejido fibrótico e incrementar el flujo linfático.[81]

## Variaciones Cíclicas en el Acondicionamiento Adaptativo (VCAA)

A Un studio realizado por el Dr. Herbst y publicado en el Journal of Pain Research encontró que la compression hipobárica neumática cíclica complete podia aliviar el dolor en pacientes con Adiposis dolorosa, también conocida como la enfermedad de Dercum. ¿Cómo funciona? Herbst escribe que "se cree que el dolor en el lipedema es producto de la hipoxia, inflamación y necrosis de los adipocitos."[82] Según Ian Robb, la VCAA "aplica cambios específicos en la presión, temperatura y la densidad del aire. Estos cambios en la presión crean ondas de tensión y relajación, simulando la naturaleza pulsátil de la respiración, contracción muscular y flujo sanguíneo que es consistente con el entrenamiento de intervalo, circuito y fortalecimiento.

---

[81] Michelini et al., 2010

[82] Herbst, 2010

El proceso es una sesión segura y cómoda que dura 20 minutos."[83] Encuentra más sobre las máquinas VCAA aquí http://cvacsystems.com.

## Estimulación del nervio Vago

¿Podemos reducir la inflamación al alterar el nervio vago? Como mencione antes, el dolor en el lipedema podría estar parcialmente causado por la inflamación de los adipocitos.[84] ¿Disminuir la inflamación en nuestro cuerpo podría aplacar los síntomas del lipedema? Ciertamente no estaría mal aliviar los efectos negativos del estrés en nuestras vidas, tengamos o no lipedema.

Un modo de disminuir el estrés incluye al nervio vago. El 10mo par craneal, también conocido como nervio vago, viaja de nuestro cerebro a nuestros oídos, laringe, corazón, pulmones y órganos digestivos. De hecho son un par de nervios que conectan casi todos los órganos corporales. Cuando aumenta la actividad del nervio vago, nuestro sistema nervioso parasimpático se activa y libera un neurotrasmisor llamado acetilcolina

---

[83] Robb, I. Personal communication, December 11, 2017

[84] Herbst, 2010

a través de una de sus ramas. Así mismo, en el artículo de *Psychology Today,* "Vagus Nerve Stimulation Dramatically Reduces Inflammation," Bergland dice "el nervio vago es el componente primario del sistema nervioso para simpático el cual regula las respuestas de descanso, digestión y calma."[85]

Conclusión: estimular el nervio vago para secretar acetilcolina reduce la inflamación relacionada con el estrés en el cuerpo.

¿Cómo podemos usar la estimulación del vago para disminuir la inflamación? Primero veamos cómo podemos saber si el vago está afectado. En el artículo del *Time* "The Biology of Kindness: How It Makes Us Happier and Healthier," la periodista en neurociencia Maia Scalavitz dice "el vago regula que tan eficientemente cambia la frecuencia cardiaca con la respiración y, en general, a mayor tono, mayor variabilidad en la frecuencia."[86] ¿La meta? La frecuencia cardiaca aumentada cuando inhalamos, y disminuida al exhalar. Si la

---

[85] Bergland, 2016

[86] Szalavitz, 2013

variabilidad de la frecuencia disminuye, es una poderosa pista de que el vago está siendo estimulado..

Pareciera que los humanos sabemos como alterar instintivamente nuestro nervio vago. Podemos agua fría sobre nuestro rostro para reorientarnos y recitar el rosario y cantar juntos nos hace sentirnos relajados porque todo eso activa este nervio. También puede incluso ayudar ejercitar la intuición, porque nuestros "sentimientos de las entrañas" puede ser nuestro vago enviando información a nuestro cerebro. Exploremos algunos modos de afectar el vago, incluyendo meditación y respiración.

## Meditación y el Nervio Vago

En el artículo "How Positive Emotions Build Physical Health: Perceived Positive Social Connections Account for the Upward Spiral Between Positive Emotions and Vagal Tone," la investigadora Bethany E. Kok compartió los resultados de un studio que explore si una meditación amorosa-amable enfocada en la percepcion de las conexiones sociales incrementaría el tono vagal. Los participantes intentaron una hora de meditación amorosa-amable a la semana, durante seis semanas, y se les indicó que meditaran diariamente.

El estudio encontró que esta meditación tenía un efecto, porque "el incremento en las emociones positivas [...] causaba aumentos en el tono vagal, un efecto mediado por el incremento de percepción de las conexiones sociales."[87] Hay una salvedad: Szalavitz explica que "solo meditar, sin embargo, no siempre produce un aumento del tono vagal. El cambio solo ocurre en meditadores quienes se volvieron más felices y se sintieron socialmente conectados; para aquellos que igual meditaban pero no se sentían tan cercanos a otros, no había cambio en el tono del nervio vagal."[88]

Este es un descubrimiento importante y una buena razón para buscar una experiencia grupal de meditación, así como experiencias grupales en otras áreas de tu vida si meditar solo no te brinda una conexión social.

---

[87] Kok et al., 2013

[88] Szalavitz, 2013

¿Cómo puedes intentar la meditación amorosa-amable por ti misma? Los investigadores de la meditación Mary Brantley y Barbara L. Frederickson, quienes fueron parte del estudio Kok citado anteriormente, recomiendan seguir los libros con CDs de la maestra de la meditación mundialmente renombrada Sharon Salzberg:

- ▶ *Real Happiness* (incluye CD), Workman, 2011

- ▶ *The Force of Kindness* (incluye CD), Sounds True, 2005

- ▶ *Loving-Kindness: The Revolutionary Art of Happiness*, Shambhala, 1995

## El Nervio Vago y la Respiración

El consejo tradicional para manejar una situación difícil en mi casa mientras crecía era "respira hondo." En efecto, puedo recordarme de niña llorando y soltando detalles de una interacción dolorosa con mis padres – ciertamente necesitaba reducir algo de estrés antes de que pudiera descifrar la solución a mi problema. ¿Mis padres estaban en lo correcto al alentarme a respirar? Bergland dice "la acetilcolina es como un tranquilizador que puedes autoadministrarte solo con tomar unas cuantas respiraciones profundas con largas exhalaciones. Expulsar conscientemente el poder del vago puede crear un estado de calma interna mientras que aplaca tu reflejo inflamatorio."[89]

De adulta, me di cuenta que algunas respiraciones profundas eran mejores que otras. En el articulo "Cardiovascular and Respiratory Effect of Yogic Slow Breathing in the Yoga Beginner: What Is the Best Approach?" Manson et al encontró que "las respiraciones lentas con inspiración y espiración similar parece ser la mejor técnica para mejorar los la sensibilidad de los Baroreceptores en personas que hacen yoga."[90] La sensibilidad de los Baroreceptores también es conocida como sensibilidad cardio-vagal. El estudio probó dos tipos de respiranción lenta: un estilo simétrico con cinco segundos de inspiración y espiración y un estilo asimétrico con tres segundos de inspiración y siete de espiración. Ambos constaban de seis respiraciones por minutos comparado con la frecuencia normal de quince por minuto.

---

[89] Bergland, 2016

[90] Mason et al., 2013

¿Conclusión? Respirar por al menos 5 segundos y más lento que lo usual activa el nervio vago e incrementa la saturación de oxígeno en la sangre.[91]

Un studio interesante encontró que practicar un tipo de respiración de Yoga llamada Bhramari podía incrementar la actividad del Sistema nervioso para-simpático. En el estudio "Inmediate Effects of Bhramari Pranayama on Resting Cardiovascular Parameters in Healthy Adolescents," los investigadores encontraron que practicar por cinco minutos "mejora los parámetros cardiovasculares basales en adolescentes sanos."[92]

Puedes intentar el Bhramari Pranayama siguiendo estos pasos:

1. Siéntate cómoda y cierra tus ojos

2. Inhala por tu nariz por cinco segundos

3. Exhala por tu nariz por quince segundos mientras que al mismo tiempo:

---

[91] Mason et al., 2013

[92] Kuppusamy et al., 2016

4. Cierra ambas orejas con tus pulgares, manos u otro objeto si tienes un uso limitado de tus manos, y

5. Haz el sonido A U Mmmmm, permitiendo que resuene el tono en tu nariz.

Si piensas que tu cráneo está vibrando y suena como una abeja, ¡probablemente lo estás haciendo bien! Kuppusamy dice Bharami Pranayama "causa una leve vibración sobre las paredes laríngeas y las paredes internas de las fosas nasales." Los participantes del estudio realizaron el ejercicio de respiración de tres a cuatro veces antes de tomar un minuto de descanso donde respiraban normalmente.[93] ¡Yo aprendí esta técnica algunos años atrás y me impresionó lo calmada que me sentía luego de sólo un minuto de práctica! Disfrutaba sentir la vibración de los huesos en mi cara y la usaba para resetearme luego de una situación estresante.

Cantar es un gran modo de modular la respiración y activar el nervio vagal. Cantar con otros también

---

[93] Kuppusamy et al., 2016

puede añadir un elemento de conexión social, ¡el cual acabamos de aprender que también es importante para la estimulación del nervio! En el estudio "Music structure determines heart rate variability of singers," Vickhoff et al. encontró que la "longitude de las frases de la canción guiaba la respiración para cumplir las frecuencias y los ciclos de respiración, y los ciclos de VFC (Variabilidad de frecuencia cardiaca) entre cantantes. Cantar produce una respiración lenta, regular y profunda la cual de hecho activa la ASR" también conocida como arritmia sinusal respiratoria, la cual vincula la VFC con la respiración. Vickhoff dice "la ASR está asociada con la influencia vagal y la autoconcepción del bienestar. Cantar puede ser visto como el inicio de una bomba vagal, la cual envía ondas relajantes a través del coro."[94] Si cantas en un coro, estas son algunas bellas razones para continuar.

Rachael Griffith es una cantante de opera que tiene lipedema. Aquí, ella comparte algunos de sus consejos sobre la respiración:

---

[94] Vickhoff et al., 2013

Si no has ido a un fisioterapeuta, hazlo. La respiración profunda activa los nodos linfáticos principales del torso. Tengo la fortuna de que la toda respiración profunda aprendida en la ópera clásica hace que esto se me haga fácil. Mucho del entrenamiento como cantante está vinculado a cosas como el yoga, el cual pone al cantante en contacto con su respiración y posiciones del cuerpo para que pueda maximizar la eficiencia de la respiración para producir los sonidos más placenteros y consistentes.

Mi ejercicio de respiración favorito es 'Gato/Vaca.' Te pones sobre todos tus miembros, rodillas bajo las caderas y manos bajo los hombros. Cuando inhales, arquea la espalda hacia abajo, orientando la barbilla y el cóccix al cielo. Cuando exhales, encorva la columna, mete la pelvis y la barbilla hacia abajo y acerca el ombligo a la columna. Este ejercicio se mueve con tu respiración, por lo que es bastante suave. No necesitas forzar nada.

También me gusta hacer lo que llamo '4-4-8', donde inhalas por 4 conteos, aguantas por 4, y exhalas por 8. El truco está en no mantener tu respiración desde tu laringe. Así que, no cierres tu garganta, en vez de eso, suspende el aire en tus pulmones usando tu diafragma. Además, cuando exhales, mantén tu columna quieta y deja que tu estómago se mueva, en vez de colapsar tu tórax y hombros.[95]

Rachael Griffith también responde otras preguntas sobre su vida con lipedema más adelante, ¡así que quédate atenta!

Muchos de nosotros tuvimos nuestra primera experiencia con el canto en un grupo en la iglesia o algún otro sitio religioso. Si no vamos frecuentemente a servicios religiosos, ¿Dónde podemos encontrar una experiencia de canto grupal? Una respuesta puede ser kirtan. Kirtan es un grupo no religioso de canto, usualmente de mantras. La tradición dice que las reuniones de Kirtan siempre deben ser gratuitas. El grupo de Kirtan de San Diego tiene una lista de sus eventos en el área aquí: https://www.meetup.com/ San-Diego-County- Kirtan.

---

[95] De una conversación con la autora, Abril 23, 2018

## Biofeedback

Según la Mayo Clinic, "el biofeedback te da el poder de usar tus pensamientos para controlar tu cuerpo, a menudo para mejorar la condición de salud o el estado físico."[96] Mi primera experiencia con el biofeedback fue de niña. Mi mamá la usaba para controlar el dolor que venía por batallar el cancer de senos y me llevó a una de sus citas. Ella estaba conectada a una máquina que la monitoreaba y podían usar esa información recolectada para regular sus niveles de dolor. Aprende más aquí: https://www.mayoclinic.org/tests-procedures/biofeed back/about/pac-20384664

## Meditación para el Dolor Intenso

Tara Brach comparte algo de sabiduría sobre el dolor y la meditación en el video *Tara Talks—Guided Practice: When the Pain is Too Strong.* ¿Cómo podemos trabajar con dolor cuando es mucho par aprocesar? Mira el video aquí: https:// youtu.be/JfJ6LhMsM0Q. Otra buen recurso es el blogpost de Brach "Working with Pain – Summary of Mindfulness Strategies," el cual puedes encontrar en https://www.tarabrach.com/working-pain-mindful ness.

---

96 Biofeedback, 2018

## Sales de Baño de Epsom

Aprendí sobre las sales de baño de Epsom en la escuela de masaje. De hecho, se nos permitía dar pequeñas bolsas de sal de Epsom a nuestros clientes luego de su masaje en la clínica estudiantil. ¿Funcionaba en verdad? El equipo de Bone, Muscle and Joint de la Cleveland Clinic así lo cree; ellos recomiendan sales de baño para reducir la hinchazón del tobillo y el piel, sugiriendo a los pacientes "sumerge tus pies y tobillos durante 15 a 20 minutos en un baño frío lleno de sales de Epsom para aliiviar el dolor asociado a la hinchazón. Revisa el agua con tus manos para evitar exponer tus pies a temperaturas extremas."[97] Si quieres ser creativo, intenta añadir algunas gotas de aceites esenciales a tu sal antes de mezclarla con el agua.

## Hidroterapia

La hidroterapia de contraste caliente y frío puede reducir el dolor en algunas personas con lipedema así como en la población general. El famoso spa Caracalla en Baden-Baden, Alemania, por ejemplo, ofrece aguas

---

[97] 6 Best Fixes for Pain and Swelling in Your Feet and Ankles, 2016

termales y piscinas frías, y los visitantes van cambiando entre una y otra. ¿Cómo funciona? Exponer tu piel a temperaturas frías causa que nuestros vasos se agranden (Vasodilatación) lo cual aumenta el flujo sanguíneo a los tejidos debajo de la piel enfriada. El flujo sanguíneo incrementa porque nuestro cuerpo quiere mantener una temperatura interna fija.

Morton encontró que "la inmersión en agua por contraste es un método válido de acelerar la disminución del lactato en plasma durante un ejercicio anaeróbico intenso, tanto para hombres como mujeres."[98] Los investigadores hacían que los atletas se recuperaran acostándose en camas o tomando series de baños contrastados con "inmersión corporal parcial en baños de agua caliente (36°) y fría (12°)."[99] ¿Quieres más información? Un exhaustive metanalisis de los estudios de hidroteriapia por Mooventhan & Nivethitha titulado "Scientific Evidence-Based Effects of Hydrotherapy on Various Systems of the Body" y publicado en *North American Journal of*

---

[98] Morton, 2007

[99] Morton, 2007

*Medical Sciences* se encuentra disponible aquí https://www.ncbi.nlm.nih.gov/pmc/articles/PMC4049052.

Asegúrate de chequear con tu doctor si la hidroterapia contrastada es ideal para ti. Si tienes linfedema, te aconsejo que no uses agua muy fría o muy caliente, porque puede afectar negativamente tu sistema linfático. Los cambios contrastados de temperatura en la hidroterapia no están recomendados si la inflamación es aguda, si tienes Raynaud o la piel rota.

Nadar en agua fría puede brindar algunos de los mismos beneficios de la hidroterapia. Huttunen et al. estudió a los nadadores que practicaban en los meses de invierno y encontró que "la tensión, fatiga, memoria y el estado de ánimo negativo disminuían significativamente [. . . .] Luego de cuatro meses, los nadadores se sentían con más energía, más activos y vigorosos que los controles." Además, "todos los nadadores que sufrían de reumatismos, fibromialgia o asma, reportaron que los nados durante el invierno aliviaban su dolor."[100]

---

[100] Huttunen et al., 2004

## Asombro

En los ultimos años, mi esposo y yo hemos creado el hábito de visitar los parques nacionales durante nuestras vacaciones. Encontraras muchas fotos de la naturaleza en mi Instagram porque uso esa capacidad para asombrarme positivamente para mejorar mi salud. En efecto, las investigaciones han demostrado que aquellos que experimentan más emociones positivas, incluyendo sentimientos de "impresión, asombro o sobrecogimiento," redujeron sus niveles de la citoquina IL-6, un marcador de la inflamación.[101]

¿Alguna vez has visto algo increíble y te has sentido literalmente estupefacta? Esa es la belleza de asombrarse positivamente.

Aquí hay un rápido experiment de siete pasos que puede mostrarle el efecto de asombrarse en su cuerpo.

► Toma un momento para sentarte cómodamente en un espacio seguro y cierra tus ojos

► Toma una respiración lenta y profunda

---

[101] Anwar, 2015

▶ Trae a tu mente un momento donde experimentaste el asombro positivo

▶ ¿Cómo te hizo sentir, donde estabas y con quíen? Siente la emoción en tu cuerpo

▶ Percátate donde sentíste la emoción. ¿Se relajaron tus hombros y cara cuando recordabas la experiencia?

▶ Abre tus ojos y toma otra respiración profunda

¿Qué tan ocupada y cargada te sientes ahora, comparada antes de cerrar tus ojos?

Cosas que me hacen sentir asombrada positivamente:

_____

_____

_____

## Suplementos

No tengo experiencia recomendado suplementos, así que se lo dejaré a los expertos. Canning y Bartholomew dicen "los medicamentos herbals como el castaño de indias o la diosmina a menudo se intentan, con resultados varios, aunque son más efectivas cuando hay un componente venoso en la hinchazón."[102] El Dr. Herbst ofrece una lista de suplementos que pueden beneficiar aquellos con lipedema, recomendando suplementos que quizás mantengan la flora bacteriana intestinal; mejoren la salud de los adipocitos hipertrófico y la función inmune, mitrocondrial y linfática; disminuir el dolor, la inflamación, la actividad de las células mastoides, y los vasos linfáticos y sanguíneos con fugas; y quebrar las proteínas coaguladas en el tejido adiposo.[103] El documento "Medicine and Supplements for People with lipidema and Dercum's Disease" de TREAT está en http://treat.medicine.arizona.edu/sites/ treat. medicine. arizona.edu/files/medicine-and-supplements- handout-fdrs-2016_without_color.pdf.

John (Jerry) Bartholomew, MD dió una presentación titulada "Herbal Medications and Their Application to Patients with Lipidema and Dercum's Disease" en la conferencia del 2018 de la Fat Disorders Resource Society. Bartholomew menciono cohosh negro,

---

[102] Canning & Bartholomew, 2017

[103] Herbst, N.D.a

ginkgo biloba, castaño de indias, extracto de pino marítimo y cardo mariano. También menciono el uso de gamma benzopironas y saponinas. Recomiendo consultar con tu médico antes de intentar alguna de estas medicaciones.

La filosofía de la herborista Shana Lipner Grover sobre la sanación con hierbas es que "todo sobre la vida en el mundo natural es sobre el balance, y cuando el balance está alterado, los síntomas empiezan a mostrarse. Si la fuente del síntoma no se ataca, el desbalance se profundiza y a menudo, síntomas más dramáticos aparecen, quizás como un quiebre físico." Grover dice que el sistema linfático es un jugador importante para mantener el balance entre los ciclos de infección, inflamación, digestión, inmunidad, desintoxicación, etc. El sistema linfático es absolutamente vital para ayudar al cuerpo a encontrar el balance entre la infección y la respuesta del sistema inmune, la congestión, la absorción de nutrientes, la eliminación de desechos, la inflamación y curación. Debido a que los sistemas linfáticos usan fluidos para mover los desechos y otras cosas por el cuerpo, hidratarse apropiadamente y el movimiento son cruciales para el sano funcionamiento del sistema linfático."[104]

Grover comparte detalles sobre varias hierbas comúnmente usadas que tienen un efecto directo o indirecto sobre el sistema linfático. Recuerda: si no tienes edema, no necesitas usar hierbas para ayudar al sistema linfático.

**Amor de Hortelano** (Galium aparine)

Familia botánica: Rubiaceae (familia del café)

Notas de uso: Diurético suave, limpiador linfático

**Caléndula** (Calendula officinalis)

Familia botánica: Asteraceae (familia del girasol)

Uso: Vulnerabilidad (curación de heridas); relajante; específica para la inflamación del tejido linfático y tejidos lesionados

---

[104] De un email con el autor

**Bardana** (Arctium lappa)

Familia botánica: Asteraceae (familia del girasol)

Uso: Aplaca el hígado sobrecargado; fomenta la función hepática, digestión, linfática y de la peil; efecto laxante y diurético (activa varias vías de eliminación); mientras más lo tomes, mejor funcionará; efectos sutiles inicialmente; descongestionante linfático; hierba linfática potente, pero suave.

Signos de que las hierbas están siendo efectivas: Mejor digestión, retiene menos agua, los signos de calor empezaran a desaparecer.

**Equinácea** (Echinacea angustifolia, purpurea, pallida)
Familia botánica: Asteracea (familia del girasol)

Uso: Los polisacáridos, aceites esenciales y las isobutemidas tienen efecto sobre el sistema Inmune y linfático; las isobutemidas dan una sensación de corriente, hormigueante o zumbeante en la boca; sialogogo (fomenta la secreción salival); estimula los linfocitos (células blancas linfáticas)

**Acmella** (Acmella sp)

Familia botánica: Asteraceae (familia del girasol)

Uso: Planta para el dolor de muelas; estimula el flujo linfático; sialogogo fuerte; compuestos que son similares a la Equinácea.

**Raíz Roja** (Ceanothus greggi, americanus, velutinus and more)

Familia botánica: Rhamnaceae (familia del Espino amarillo)

Uso: Impacto linfático directo; impulsa el flujo

linfático y ayuda a romper con el estancamiento de la inflamación o infección; astringente a las membranas; recepción de desechos más efectiva; usada para todos los trastornos congestivos, inluyendo la nariz goteante, epistaxis crónica, sinusistis, laringitis, tonsilitis, dolor de garganta, infección dental, dolor hepático por comer muchas grasas, hemorroides, varices, sangrado menstrual cargado, congestión prostática, etc; no tratará la causa de la inflamación, sólo su dispersión.

Grover también dice "hay muchas hierbas linfáticas además de estas, incluyendo: Trébol rojo, Menta de lobo, Ocotillo, Anemopsis, y más." Encuentra más sobre Shana Lipner Grover en su website https://www.sagecountryherbs.com.

OTros suplementos de los que he escuchado son las enzimas proteolíticas sistémicas y otras encimas como la serrapeptasa y nattokinasa.

## Que NO tomar

Es importante notar que Herbst afirma que "el uso de los diuréticos en el lipedema antes del linfedema puede causar el Desarrollo de un pseudosíndrome de Bartter, un raro trastorno metabólico.[105]

## Remedios Naturales para el Dolor

Varios cirujanos plásticos que conozco recomiendan árnica montana para ayudar con el dolor y los hematomas luego de la cirugía. Uso árnica montana

---

[105] Herbst. 2012

tópicamente en vez de las pastillas, tanto para mí como para mis clientes.

Desde que la marihuana recreacional fue legalizada en California en 2018, he visto un creciente interés por el aceite de cannabidiol (CBD). Estoy aprendiendo más sobre esta medicina, y tengo varias fuentes de información para que contactes si quieres guía personal para escoger los productos de marihuana/cáñamo ideales para ti. Háblame de esto en tu próxima cita.

## Masaje

Interesantemente, muchas de las ideas de este libro para mejorar los síntomas del lipedema también pueden ayudar con los síntomas de la osteoartritis en la rodilla. Un estudio encontró que una hora seminal de masajes completos podía mejorar el "dolor, rigidez y función" de la rodilla.[106] Este estudio no se realizó específicamente en personas con lipedema y algunos con lipedema creen que este tipo de masajes es muy doloroso. Los terapeutas que buscan más información sobre el tipo de masaje usado pueden revisar

---

[106] Juberg et al., 2015

el estudio: "Massage Therapy for Osteoarthritis of the Knee: A Randomized Dose-Finding Trial" de Perlman et al. disponible en https:// www.ncbi.nlm.nih.gov/pmc/ articles/PMC3275589.[107]

Posibles beneficios de intentar estas ideas para aplacar el dolor y la inflamación de mi cuerpo:

Por qué quiero aplacar el dolor y la inflamación de mi cuerpo:

_____

_____

_____

Qué tan lista estoy para aplacar el dolor y la inflamación de mi cuerpo:

_____

_____

_____

[107] Perlman et al., 2012

¿Qué tan comprometida estoy a aplacar el dolor y la inflamación de mi cuerpo?

_____

_____

_____

Pasos que ya estoy tomando para aplacar el dolor y la inflamación en mi cuerpo:

_____

_____

_____

¿Qué podría interponerse en mi camino estas próximas semanas para impedir que suceda?

_____

_____

_____

¿Quién o qué podría ayudarme a poner el plan en acción?

_____

_____

_____

Tratamientos para disminuir el dolor y la inflamación que me hacen sentir más en control de mi lipedema:

_____

_____

_____

## Conoce a Rachael Griffith, cantante de opera

Estas son algunas de las formas en las que Rachael Griffith experimenta su lipedema:

## ¿Qué se siente tener lipedema?

Este es una pregunta multifacética. Físicamente, es duro. La palabra que viene a mi mente es "rudo." Mis piernas y brazos pueden sentirse como si pesaran una tonelada, sobre todo si dejo de usar mi compresión y mis bombas. Otras veces puede hacerme sentir como si estuviese vistiendo un vestido de grasa. Cuando estoy bien con mi linfedema, tengo la fuerza y energía para moverme y caminar y bailar como alguien de la mitad de mi peso, pero mi rango de movimiento es limitado por el mismo lipedema (el cual es duro y poco flexible, no puede moverse del mismo modo que la

grasa normal). El lipedema DUELE. Incluso si mi pequeña gatica me pone su pata en el sitio ideal mientras
camina cerca de mi, lo sentiré como si alguien pasara
un rodillo de metal en mi pierna, y me hará llorar del
dolor. Una vez, vi mal una esquina, y le di a la pared
con mi brazo y sentí que se me fue el aliento del dolor.

Mentalmente, puede volverse insoportable o cómodo, dependiendo de mi estado mental. Sentir dolor
casi todo el tiempo puede alterar tu mente. Eso
junto con cargar tanto peso significa que me canso
fácilmente.

¡Mi pasatiempo favorito es dormir! También puede ser
fácil gastar mucha energía enfocándome en lo que
otra gente puede pensar de nosotros, por el modo
en el que nos vemos. Es un lugar terrible para estar.
Lucho con eso frecuentemente, algunas veces al
punto de crear historias por las cuales estoy compran-
do u ordenando ciertas comidas, como la vez que
sentí la necesidad de decirle a la cajera del mercado
local "Estas donas no son para mi, le prometí a mis
niños que les llevaría algunas." Ella no pregunto, no
me vio gracioso o algo, pero me sentí en la necesidad

de ofrecer esa información anticipándome a cualquier juicio.

Aún así, como mencioné anteriormente, el diagnóstico puede ser confortador. Es bueno saber, que después de tantos años ganando peso, a pesar de cualquier esfuerzo por perderlo, NO ES MI CULPA. Porque yo sé que, estoy haciendo un esfuerzo real sobre mi amor propio, celebrando todas las cosas que mi cuerpo puede hacer, en vez de lamentarme las cosas que no pueda. Definitivamente soy una profesional en eso... De hecho, algunas veces fallo de un modo espectacular, pero me lo recuerdo a mí misma cada día, y sigo dando pequeños pasos hacia adelante.

## ¿Cómo reaccionaron tus familiares y amigos a tu diagnóstico? ¿Cómo te apoyaron?

Mi familia hace lo mejor que puede para apoyarme. Algunas veces mi mama (quien también tiene lipedema) y mi hermano no se percatan de lo doloroso que puede ser cuando me envían un link de otra "dieta" o decir cosas sobre lo que como, o quejarse de su peso... Pero estoy aprendiendo que no debo dejar que sus complejos sean mis complejos. No debo dejar que lo que ellas digan me afecte en lo absoluto. Yo no puedo controlar l oque ellas piensan, ni siquiera con las montañas de investigación e información, pero puedo controlar mi reacción hacia ellas. Yo tengo una opción.

Mi esposo es un angel. Primero que nada, somos almas gemelas de la clase más alta. Eso es algo que ni siquiera puedo explicarle a las personas que no lo han experimentado. Cuando nos conocimos, era talla 12, y ahora soy 26. El nunca dijo una palabra sobre mi peso. Ni una sola vez. Todo lo que ha dicho es lo bella que soy, y lo mucho que me ama. Yo creo firmemente que estaría en un lugar emocional y mental muy diferente si el fuese uno de esos hombres que dice algo como "estás segura que quieres comer eso" o el "Te amo, pero..."

Algunas veces puede frustrarse porque estoy adolorida. El quiere arreglarlo, pero no puede, lo cual es difícil para el. Pero el hace todo lo que hace falta para asegurarse de que tengo lo que necesito para tratar mi lipedema y me da todo el amor que me hace falta.

## ¿Cómo tratas tu lipedema?

Bueno, primero que nada, siento que debería decir que tengo lipedema Tipo II, así que va de mi cadera a mis piernas, así como a mis brazos. Actualmente estoy entre la etapa 2 y 3. Mi rutina es así (la mayor parte):

▶ Lo primero en la mañana, rebotar en el trampolín unos 15-20 minutos.

▶ Tomar mucha agua con limón como pueda (soy profesora, así que los recesos para ir al baño no siempre están garantizados)

▶ Usar la compresión diariamente

▶ Dormir bastante

▶ Usar mi bomba linfática antes de ir a dormir

▶ Nadar cuando sea posible

▶ Meditar diariamente

▶ Hacer yoga al menos 3 veces a la semana, enfocándome en la respiración

▶ Unirme a un grupo de apoyo (No hay uno específico para el lipedema en mi área, pero me uní al Al-Anon for Families of Alcoholics y me ha ayudado MUCHO a aprender a hacer cosas como no asumir lo que la gente piensa de ti, lidiar con lo que puedes dejar ir y lo que no, y aceptar que esto NO ES MI CULPA.)

► Estoy empezando a experimentar con algunos ejercicios Tapping. Veremos si es útil o no

Algún día, espero ser capaz de pagar la liposucción para mejorar mi calidad de vida, pero por ahora, me estoy enfocando en lo que puedo hacer para manejar mi enfermedad.

CAPITULO 5

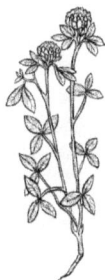

# MEJORANDO EL SUEÑO Y DISMINUYENDO LA FATIGA

¿Necesitas dormir más? Si la respuesta no es un SI inmediato, compruébalo fácilmente respondiendo estas cinco preguntas de la evaluación S.A.T.E.D.:

**Satisfacción:** ¿Estás satisfecha con tu sueño?

**Alerta:** ¿Puedes permanecer despierta todo el día sin estar durmiéndote?

**Tiempo:** ¿Estás dormida -o intentándolo- entre las 2:00 y 4:00 am?

**Eficiencia:** ¿Te toma menos de 30 minutos quedarte dormida?

**Duración:** ¿Duermes entre seis y ocho horas todas las noches?

¿Cómo te fue? Cada pregunta explora un aspecto de la higiene del sueño, siendo un punto por cada "sí", así que lo ideal es una puntuación de cinco. Ahora, veamos qué es lo que pasa cuando no dormimos bien y por qué ocurren los trastornos del sueño.

La pérdida del sueño se relaciona con la inflamación. A pesar de que la revisión no se relacionaba con la población con lipedema, Mullington et al. encontró que "la restricción del sueño incrementa los mediadores inflamatorios que pudiesen tener importancia pronóstica en los trastornos metabólicos."[108] Un estudio de la Universidad Emory encuestó a más de quinientas personas de mediana edad y encontró que aquellos que dormían seis horas o menos tenían mayores niveles de marcadores inflamatorios como fibrinógeno, IL-6 y PCR comparados con los que dormían más de seis horas cada noche.[109]

---

[108] Mullington et al., 2010

[109] Poor Sleep Quality Increases Inflammation, 2010

En su libro *The Sleep Solution,* el Dr. Cris Winter nos da un punto importante sobre la somnolencia: no es igual que la fatiga, y confundirlos lleva al insomnio. Su consejo para los pacientes es "cuando estés fatigado, descansa. Cuando estés cabeceando, duerme." Ya va, ¿ambas cosas no son lo mismo? Winter continúa y afirma "es muy fácil luchar durante el día con la fatiga y señalar con tu dedo acusador a tu sueño, diciendo 'si tan sólo pudiera dormir más y mejor, me sentiría mejor durante el día.'"[110] Pero ¿y si la fatiga es la que causa el problema y no la falta de sueño?

La fatiga puede estar causada por hipotiroidismo, efectos secundarios de medicamentos, mala alimentación, deficiencia de hierro, estrés y otros. ¿El punto? La fatiga es cuando "la energía del cuerpo está baja," así que si va a cama y está fatigado más no tiene sueño, como nos dice Winter, "a pesar de su fatiga... luchará para dormirse porque no tiene sueño. Esta es una fórmula para el insomnio."[111]

---

[110] Winter, 2017

[111] Winter, 2017

Si no puedes dormir cuando estás realmente con sueño y no sólo fatigado, puedes tener un trastorno del sueño. Hay más de uno, pero este es el más común. Winter también señala varios trastornos aparte de la apnea del sueño que pueden causar pérdida del sueño, como el síndrome de piernas inquietas, narcolepsia, trastorno de conducta del sueño REM, bruxismo, y parasomnias. Winter también relaciona el insomnio al miedo, afirmando que "el miedo y el desinterés son el combustible del insomnio." El Dr. Winter cree en "controlar lo que 'puedes controlar". Dice que "no puedes controlar si tu terapia para el insomnio funciona o no. Sólo puedes controlar tu respuesta a los retrasos que experimentas tratando de dormirte."[112]

¿Cómo Podemos mejorar nuestro sueño? El Centro Médico del Sueño de la UCSD recomienda "limitar o evitar el alcohol y la cafeína, métodos de relajación (ej. técnicas de respiración), limitar el tiempo en cama sólo para dormir, usar tapones de oídos, eliminar las luces extras del cuarto y modificar su horario para dormir."[113]

---

[112] Winter, 2017

[113] Sleep Medicine Center, n.d.

¿Y si has intentado todos y aún necesitas ayuda para dormir? Los programas de reducción de estrés basado en Mindfulness (MBSR) pueden ayudar con sus trastornos del sueño. El Centro para la Atención Plena de la UCSD es un gran recurso para el MBSR. Encuentre más información aquí: https:// health.ucsd.edu/specialties/mindfulness/ programs/ mbsr/Pages/default.aspx

El Instituto Nacional para la Salud ofrece una guía gratuita para tener un sueño saludable aquí: https://www.nhlbi.nih.gov/files/docs/public/sleep/healthy_sleep.pdf

Tratamientos que me ayudan a sentir más en control con mi sueño:

_____

_____

_____

## Hablemos de Fatiga

Antes en este capítulo mencioné la diferencia entre sentirse fatigado y tener sueño. Muchas personas piensan que la mejor cura para la fatiga es una buena noche de sueño. Si tan sólo fuese cierto siempre. Si el sueño no alivia nuestra fatiga, ¿Qué podemos hacer? Estas son algunas ideas.

Averigua qué te está drenando las baterías y date un descanso. ¿Tenemos demasiado trabajo o hacemos demasiadas cosas? Poner nuestra salud primero significa que tomemos decisiones difíciles que podrían dejar a otros mal para liberar nuestro horario un poco.

Pide ayuda. Es difícil si crees en "si queremos algo bien hecho, debemos hacerlo nosotros mismos."

Ajustar nuestra rutina de ejercicio para no estar más cansadas antes del entrenamiento que después. Tómalo con calma, sin apuros.

Practiqua la risa. El estrés muchas veces es el causante de la fatiga. Bennet & Lengacher armaron una revisión reveladora de la investigación entre el humor y la inmunidad. Sólo sonreír o pensar divertido es insuficiente para impulsar la inmunidad y las células natural killer (poderosos agentes del sistema inmune); tenemos que tener una buena risa fuerte para cosechar los beneficios del humor.[114] En el capítulo 8, te hablaré del yoga de la risa.

Practica el perdón. Especialistas encontraron que el acto de perdonar aumentaba la función del Sistema inmune, llevando a un mayor porcentaje de CD4 (algunas veces llamadas células T o ayudadoras) en el conteo sanguíneo total de linfocitos.[115] El reverendo Michael Barry, PhD del Cancer Treatment Centers of America, explica que "La falta de perdón es un estado donde retienes emociones negativas, incluyendo ira y odio, contra alguien que hace daño" y "esto crea un estado de ansiedad crónica."[116]

Por último y más importante, haz lo necesario para curar cualquier condición o trastorno que esté causando la fatiga como efecto secundario. Como mencioné antes, la fatiga puede estar causada por trastornos de la tiroides, estrés, deficiencia de hierro, mala alimentación y muchas otras cosas.

---

[114] Bennett & Lengacher, 2009

[115] Harrison, 2011

[116] Harrison, 2011

## Teoría de la Cuchara

Estoy tan agradecido con Christine Miserandino por compartir su teoría de la cuchara con el mundo. Es un verdadero modo de educar a otros sobre lo difícil que es vivir con una enfermedad crónica.

Esta teoría nos pide imaginar que, según nuestra salud y niveles de energía, tenemos una cierta cantidad finita de energía cada día y debemos usarla sabiamente. Miserandino, quien tiene Lupus, tenía una conversación con su mejor amiga en un restaurant sobre cómo es sentirse enfermo. Ella representaba esa finita cantidad de energía usando la cuchara en la mesa. Ella le dio a su amiga un numero de cucharas y le dijo que si quería experimentar la vida con una enfermedad crónica, debía gastar una cuchara para levantarse, alistarse, manejar, trabajar, etc. El punto: debe usar demasiadas cucharas para sobrevivir el día a día.

Miserandino recuerda que ella le "explicó que la diferencia entre estar sano y enfermo es tener que tomar decisiones o pensar concretamente sobre cosas cuando el resto del mundo no debe hacerlo.

Los sanos tienen el privilegio de una vida sin esas decisiones, un regalo que no muchos valoran."[117]

Mi madre tuvo un trastorno del tejido conectivo no diagnosticado con lipomas dolorosos el cual fue confundido con lupus y me encanta que estoy interactuando con más personas que conocen la teoría de la cuchara. Lea más sobre la querida Christine Miserandino en su website: www.butyoudontlooksick. com.

Modos de disminuir mi fatiga:

_____

_____

_____

## Conozca a Karen Windsor

Estas son algunas de las formas en las que Karen Windsor experimenta su lipedema:

---

[117] Miserandino, n.d.

## ¿Qué se siente tener lipedema?

Se siente como grandes bolas pesadas en el cuerpo; te arrastran al piso. Controlan tu peso: dado que son pesadas; te sientes pesado. Es doloroso cuando se inflaman, lo cual termina afectando tu movilidad. Se siente como si un alien tomara control sobre tu cuerpo. Fisiológicamente tiene efecto de masa sobre el cerebro. Es difícil pensar que eres una persona, y no una enfermedad.

## ¿Cómo reaccionaron tus amigos y familiares al diagnóstico? ¿Cómo te apoyaron?

He sido afortunada. Conozco muchos otros que no. Mi familia me ha apoyado desde el día 1, pero antes del diagnóstico mis amigos y familiares me decían constantemente que hiciera dieta o más ejercicio. [Ellos me decían] Que era mi peor enemigo, pensaban que comía en secreto, lo cual tuvo su propio efecto sobre mí, si voy a cenar voy convencida de que mi familia y mis amigos estarán viendo lo que como, o incluso el público. Era víctima de bullying en la escuela. Era la gorda, quien nunca sintió que encajaba. Ahora mis amigos y familia me apoyan al 100%. Probablemente los aburro con mi investigación, etc. Sí creo que el 80% de mi vida es sobre mi enfermedad. Soy apasionada. Lo siento por aquellos que no tienen apoyo, y trato de ayudarlos.

**¿Cómo tratas tu lipedema?**

Hago ejercicios de bajo impacto y levanto pesas. Hago reflexoterapia de drenaje linfático y reflexoterapia normal. Nado, dado que la natación es una forma de drenaje linfático manual. Me hago fascia blast dado que entiendo cómo el lipedema se queda atorado o pegado con el maquillaje facial. Empecé con el cupping también; un modo bastante efectivo de mantener la sangre y la linfa en movimiento.

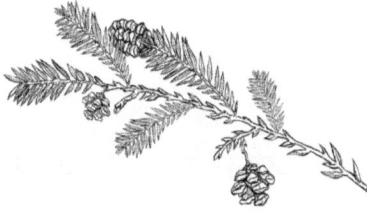

# CAPÍTULO 6
# ESTIMULANDO NUESTRO SISTEMA LINFÁTICO

¡Amo compartir información sobre nuestro sistema linfático con todos! Cuando hablo en grupos públicos, normalmente están interesados en aprender más del sistema linfático porque nunca se explica bien en las clases de anatomía o fisiología.

Primero lo primero, ¿qué es el sistema linfático?

Básicamente, el sistema linfático funciona con nuestro sistema circulatorio y es parte de nuestro sistema inmune. La mayoría conoce el sistema circulatorio. La sangre lleva los nutrientes que nuestras células necesitan para crecer – la sangre sale del corazón y viaja por nuestras arterias a los capilares de cada célula. Los nutrientes celulares son impulsados por la sangre al área capilar que rodea a las células. Estas toman lo que necesitan y depositan todos los desechos en el fluido del intersticio, el espacio lleno de fluidos entre la piel y los órganos. ¿Dónde está el sistema linfático en todo esto? Este fluido intersticial, el cual incluye moléculas proteicas y grasas, desechos y agua, vuelve al corazón a través del sistema linfático, NO la sangre. El sistema linfático es una red de tubos pequeños que transportan y filtran este fluido con la ayuda de los ganglios linfáticos. La linfa se une a la sangre justo sobre el corazón, cerca de las clavículas.

## La Conexión Entre El Tejido Adiposo y El Tejido Linfático

El tejido linfático y adiposo están próximos entre sí, en todo el cuerpo. El tejido adiposo está hecho de células grasas y estas células producen hormonas llamadas adipocinas. Estas pueden dañar los vasos linfáticos, causando fugas linfáticas y alterando la contractilidad de los vasos linfáticos. La adipogénesis es la formación de tejido graso. Cuando el sistema linfático no funciona normalmente, "el estasis linfático estimula la adipogénesis, y esta a su vez puede alterar la función linfática."[118]

## Linfedema

Algunas personas con lipedema también pueden desarrollar linfedema, una condición donde el sistema linfático se ve afectado por fluidos ricos en proteínas acumulados en el cuerpo. Con frecuencia veo comentarios y preguntas en los grupos de apoyo de lipedema donde algunos dan críticas increíbles sobre el drenaje linfático manual, mientras que otros piensan que es una pérdida de tiempo. Esto es porque algunos con lipedema tienen linfedema, y otros no.

## ¿Cómo se siente el lipedema con linfedema?

Herbst et al. encontró un "incremento en la dificultad para respirar, palpitaciones, orina en pacientes con lipedema estadio 3" y los expertos "plantearon la hipótesis de que estos síntomas sugerían la acumulación excesiva de fluidos en el cuerpo como líquidos pre-linfáticos o linfáticos. Recomendaron que "el desarrollo

---

[118] Bertsch, 2015

del linfedema en un paciente con lipedema no sólo debía ser revisado por un terapeuta en drenaje linfático, sino que también debe ser evaluado por un cirujano vascular, además de ser considerado para un estudio de apnea obstructiva del sueño y un ecocardiograma para descartar insuficiencia cardiaca."[119]

¡Suena aterrador! No quiero asustarte, solo asegurar que recibas el cuidado que mereces. Incluí un link al documento que cité, "Lipedema Fat and Signs and Symptoms of illness, Increase with Advancing Stage," por si tienes preguntas.

¿Cómo mantenemos nuestra linfa fluyendo? Existen varios modos de ayudarlo, incluyendo:

Respiración diafragmática (con la barriga)

Ejercicio y movimiento muscular: Mueva las articulaciones, utilice las "bombas de las pantorrillas", y el estiramiento lento y prolongado.

Presión externa – Inmersión acuática o usando vendajes o prendas compresivas.

---

[119] Herbst et al., 2015

Utilizando una técnica de compresión externa como el drenaje linfático manual, la terapia de compresión neumática intermitente o el cepillado en seco.

Seamos más específicos. Ya escribí sobre el drenaje linfático manual en el Capítulo 4. Es una técnica de masaje de baja presión que estimula al sistema linfático para que lleve más fluidos y los filtre en los ganglios linfáticos antes de devolverlos al corazón. Las prendas compresivas también están cubiertas en el capítulo 4, y el ejercicio/movimiento en el siguiente. Abajo compartiré información sobre la respiración, ejercicios específicos para el sistema linfático, la terapia de compresión neumática intermitente, y el cepillado en seco. Si está interesado en aún más tips para estimular el sistema linfático, por favor revise mi libro *Swollen, Bloated and Puffy.*

## Respirando Por Su Sistema Linfático

Si la respiración profunda puede ayudar, ¡Intentémoslo! Practica la respiración diafragmática acostándote sobre tu espalda o en una silla reclinable. Pon tus manos alrededor de tu caja torácica, cerca de tu ombligo. Si tiendes a tensar la mandíbula, coloca la punta de tu lengua en el techo de tu boca. Respira profundo por tu nariz. ¿Sientes tu caja torácica ensanchándose y tu barriga expandiéndose? Exhala completamente. Esta es la respiración diafragmática.

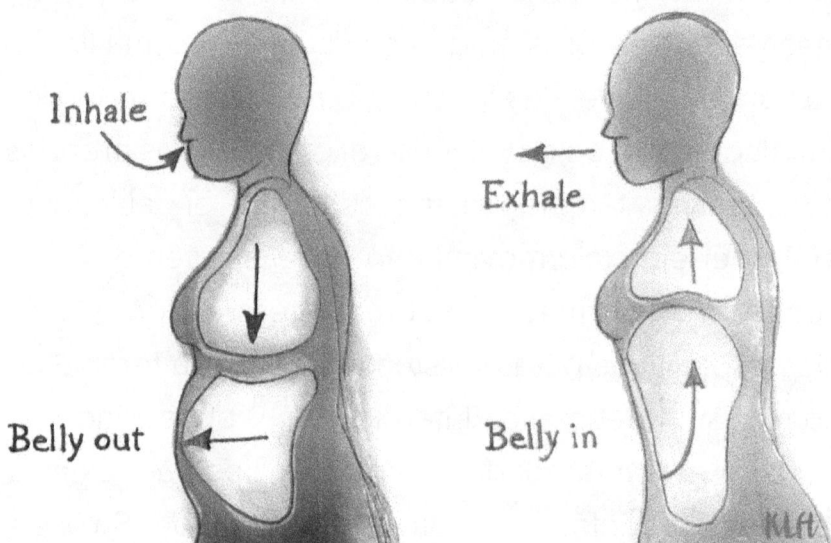

El peor enemigo de esta respiración es el mal hábito de mantener nuestra barriga adentro para vernos más flacas y las prendas restrictivas que comprimen el área abdominal. Intenta vestir más holgado y dejar que tu barriga se mueva al respirar (pero sigue usando tus prendas compresivas para el lipema). El libro *Breathe*, de la Dra. Belisa Vranich es un reentrenamiento en la respiración. También puedes aprender más sobre la respiración y el nervio vagal en el Capítulo 4.

## Ejercicios para el sistema linfático

Youtube es un recurso maravilloso para aprender ejercicios que mejoren el flujo linfático, especialmente en la presencia de un terapéuta físico, ocupacional o un Terapeuta Certificado para el Linfedema. Los fisioterapeutas Bob Schrupp y Brad Heineck, en conjunto con Aaron Kast, comparten una serie de ejercicios para eliminar la hinchazón de los brazos y las piernas en su canal de Youtube. Los ejercicios en los brazos incluyen aleteos, apretón de omóplatos, y respiraciones profundas. Los ejercicios para las piernas involucran el bombeo de las pantorrillas/tobillos con la elevación de las piernas, las subidas al banco, y las rodillas al pecho. Encuentra estos y más videos en: https://www. youtube.com/user/ physicaltherapyvideo y busque "Lymphedema."

Las personas que tienen problemas parándose y caminando también se benefician de las máquinas que ayudan a mover las articulaciones. Las RAGodoy son dispositivos electromecánicos activos y pasivos diseñados para estimular el retorno venoso y sistémico a través de la actividad muscular."[120] Chequee estas máquinas en http://en.drenagemlinfatica.com.br/apparatuses.

## Compresión Neumática Intermitente

Permítanme comenzar con esta revelación: soy una entrenadora de Tactile Medical, un fabricante de bombas de linfedema.

La terapia de compresión neumática intermitente, también conocida como "pump" o "bombas neumáticas" están recomendadas en algunos con lipedema y linfedema. Si, pueden ser costosas, así que evaluemos las investigaciones:

Según "Specialist approaches to managing lipoedema" de Amy Fetzer, la CNI "complementa otros tratamientos conservadores como el DLM y la compresión, pero puede ser usado sólo en pacientes que

---

[120] Mechanical Lymphatic Therapy with the RAGodoy® apparatus-Limbs, 2017

no quieren o pueden usar prendas compresivas, pero toleran la CNI."[121]

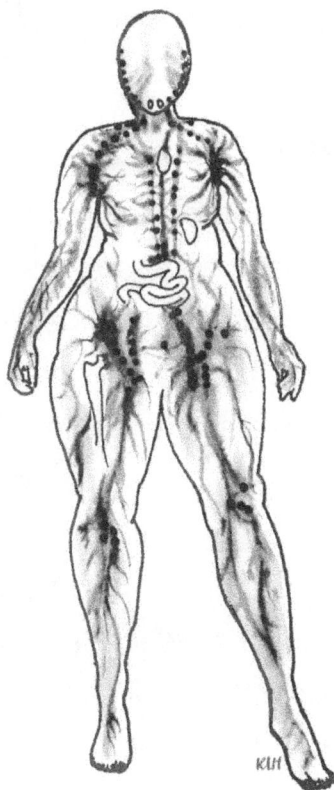

En el escrito "Lipedema: an overview of its clinical manifestations, diagnosis and treatment of the disproportional fatty deposition symdrome – systematic

---

[121] Fetzer, 2016

review," Forner-Cordero et al dicen que la compresión neumática intermitente puede "mejorar el flujo sanguíneo y disminuir la producción de linfa con la disminución de la sobrecarga capilar.[122]

## Cepillado En Seco

El cepillado en seco también ayuda a mejorar el flujo linfático. Mis tips para esto son usar el cepillo con cerdas suaves y vigilar la integridad de la piel, especialmente si el sistema inmune está comprometido. No sólo es deslizarse sobre la piel. Debemos mover y estirar la piel para abrir los capilares linfáticos y disminuir la hinchazón. Dato: algunas personas se han percatado que remueven MUCHA piel muerta la primera vez que cepillan en seco, así que, si crees que puede sucederte, siéntate sobre una toalla o cepíllate afuera.

Tengo una cliente ocupada que parece nunca recordar cepillarse. Para recordarlo, mantiene el cepillo justo afuera de su regadera, y se cepilla en seco unos minutos justo al salir del baño. Si te cuesta recordar

---

[122] Forner-Cordero et al., 2012

cepillarte, tal vez sea un buen modo de mantenerlo en tu rutina.

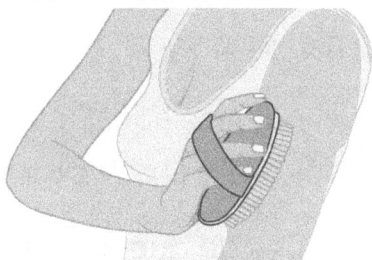

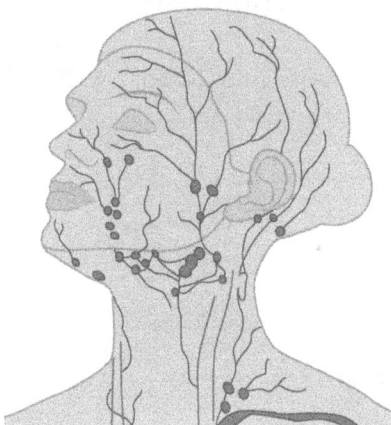

## Mis Mejores Consejos Para El Cepillado En Seco:

Si usa cerdas naturales, asegúrese de que su cepillo seco nunca se usó (se mojó) en la regadera o el baño. Tenga uno sólo para cepillarse en seco.

▶ Cepíllese con movimientos que sigan la vía del sistema linfático

▶ Cepíllese en seco antes del baño o ejercitarse, cuando la piel está seca

▶ ¡No se cepille demasiado! Deténgase antes de que esté sensible o enrojecida la piel.

▶ Hidrate después de que se cepille en seco (o después del baño post-cepillado)

Si quiere intentar el cepillado en seco, utilice el siguiente diagrama:

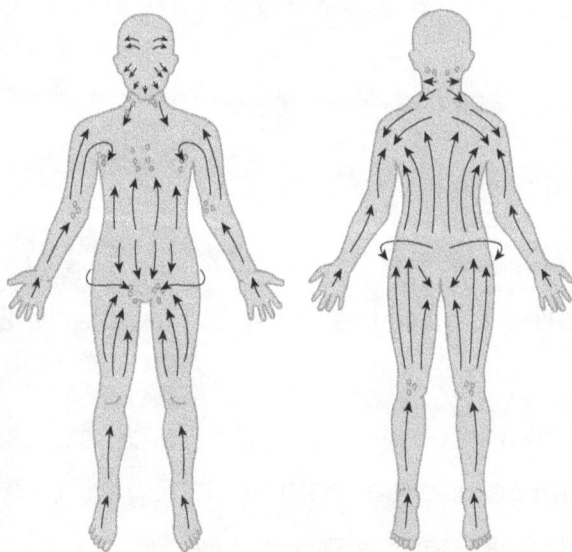

Modos en el que puedo mejorar mi función linfática para sentirme más en control de mi lipedema o
linfedema:

_____

_____

_____

## Una Razón Importante Para Estimular Su Sistema Linfático: Celulitis

La celulitis es una infección bacteriana de la piel.
Empezará pequeña y se convertirá en un rash rojo y
caliente. Se trata con antibióticos. El riesgo de que se

convierta en algo serio aumenta cuando tenemos problemas con el flujo linfático, como el linfedema. Los
brotes constantes de celulitis también pueden empeorar los síntomas.

¿Qué me preocupa más sobre la salud de mi sistema
linfático en este momento?

_____

_____

_____

¿Cual sería el cambio que mejoraría más mi salud linfática que estaría dispuesto/a a hacer?

_____

_____

_____

¿Qué tan importante creo que es?

_____

_____

_____

## Conozca a Marlies Wesselius-Gerritsen

www.b-u-niq.nl and Instagram: @b.u.niq

Estas son algunas de las formas en las que Marlies Wessellus-Gerritsen experimenta el lipedema:

### ¿Cómo se siente tener lipedema?

Cuando llegué a la pubertad, me di cuenta que mis piernas empezaron a crecer. Empezaron a doler y estaban inquietas. De niña siempre tuve dolores fuertes por el crecimiento. Así que pensé que sólo era otro paso que debía dar. Cuando tenía 16, fui con mi

MF y le expliqué mis dolores. En ese punto de la vida, jugaba basquetbol de alto nivel. El MF dijo que eso explicaba mis quejas. El crecimiento y el dolor era causado por el deporte. Debido a todos los movimientos (saltar, acelerar, paradas cortas, etc) mis piernas eran más grandes de lo usual, según el. Qué equivocados estábamos...

Desde ese momento, me tomó al menos 20 años tener el diagnóstico correcto. Pensaron que tenía EM, y con el paso de los años creció más y más.

Cuando en el 2012 tuve un traspié que lesionó mis ligamentos del tobillo, me tomó nueve meses recuperarme. Y ni siquiera fue que me los arranqué por complete... Aumenté 15kg. Toqué fondo... Un día estaba terminando mi cita con mi terapeuta físico cuando me quejé con él caminando por el pasillo.

Un amigo terapeuta me escuchó quejarme y mientras se disculpaba por interferir en nuestra conversación, eventualmente me dijo que mi cuerpo tenía una forma típica que encajaba en el perfil del lipedema.

Fui escéptica inmediatamente. En más de 15 años, tuve doctores que me decían que estaba en mi cabeza o me etiquetaban con toda clase de diagnósticos donde no encajaba. ¿¡Y me lo dijo sólo por como me veía?!

Me dijo que googleara mis síntomas y los comparara. Y lo hice. Todas las piezas se unieron y entonces, ¡lloré un mundo! Aliviada de saber qué era lo que me dolía, e impresionada y ansiosa por lo que se venía.

Para mí, en este punto de mi vida, el lipedema era parte de mí. Me tomo un tiempo llegar allí. Inicialmente entré en negación, no cambié nada. El paso dos fue fuerte.

Ahora estaba en una etapa donde aprendí que no era parte de mí. Es una enfermedad crónica que me dio la oportunidad de cuidarme apropiadamente. Y me permitió conocer nuevas personas y ayudar a otros en su camino. Para mí, esto que me ha molestado tanto, se está convirtiendo lentamente en una bendición.

No soy mi lipedema, solo soy lo suficientemente fuerte como para manejar esto e inspirar a otros.

## ¿Cómo reaccionaron tus familiares y amigos a tu diagnóstico? ¿Cómo te apoyaron?

Mi familia y amigos reaccionaron bastante diferente. Algunos fueron amables y comprensivos. Mi esposo, ha decidido estar a mi lado desde el inicio de mi viaje en busca de reconocimiento y estoy agradecida desde entonces. Crecimos juntos y peleamos juntos.

Algunos familiares y amigos dijeron que solo usaba excusas para estar gorda. Algunos sólo lo ignoraron. Pero día a día, año a año, se percataron de mi estilo de vida. Empezaron a preguntar, pusieron sus juicios a un lado e incluso se disculparon.

Encuentra personas a las que le importe. Mi cambio más grande fue el de mi entrenador personal. Era uno de muchos en mi gimnasio, pero el primero en escuchar mi historia. Indagó y me ayudó a ver la importancia de cuidarme a mí misma. Empezamos con ejercicios de bajo impacto para prevenir la Inflamación y otros problemas. Me forzó a dar un paso atrás, verme a mí misma y empezar a amarme. Eso era lo que necesitaba y lo que me ayudó a procesar esto y aceptarme mentalmente por como soy. A bajar la barra, dejar de perseguir sueños poco realistas.

## ¿Cómo tratas tu lipedema?

En principio hice DLM. Luego de un tiempo, no sentía la diferencia. Para mí, el ejercicio específico ayudó. Gané mucho músculo, lo que forzó a mi cuerpo y sistema linfático a trabajar más duro y mejor. Encuentra tu camino. Ninguno de nosotros es igual. Usa compresión, entrena, quizás DLM. Prueba y encuentra tú inspiración y saca lo mejor de ello. Recuerda, no eres el lipedema – es algo que puedes dominar. No estás sola y no es tu culpa.

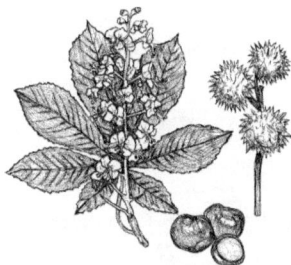

CAPÍTULO 7

# HACER DE LA MOVILIDAD Y ACTIVIDAD FÍSICA UNA EXPERIENCIA PLACENTERA

El capítulo sobre el ejercicio puede ser el más difícil de leer para las personas con lipedema. Sólo pensar en la palabra "ejercicio" puede traer a la mente recuerdos de clases de gimnasia, intentos fallidos para perder peso, entrenamientos dolorosos o sentimiento de vergüenza y fracaso.

Como comparten Dana Schuster y Lisa Tealer en su artículo "Exorcising The Excercise Myth," "el mito de trabajar para ser gordos, que creen muchos, trata de que la persona engorda al evitar hacer ejercicio por preferir sentarse en el sofá, comer donas, y ver televisión; el ejercicio se convierte en el castigo, la pena, por este "mal" comportamiento."[123]

Otro mito que va de la mano con este es entender el "fitness y la actividad física como verse flaco, sexy y tonificado, o un castigo por comer 'malas' comidas."[124]

¿El resultado? Nuestra cultura está profundamente sumergida en la creencia de que el ejercicio debe ser intenso, difícil, y un castigo para que sea efectivo.

La verdad es que hay tantos cuerpos en el mundo como tipos de ejercicios. Algunos son más cómodos y menos lesivos que otros, para el cuerpo afectado por el lipedema. Los ejercicios que mueven nuestras articulaciones, especialmente usando nuestras pantorrillas, pueden ayudar a mejorar el flujo linfático.

El movimiento y la actividad física pueden ser términos que involucran tantas connotaciones negativas como el "ejercicio" pudiese también.

---

[123] Rothblum & Solovay, 2009

[124] Kite, 2016

## ¿Cuál Es La Mejor Intensidad para Ejercitarse?

Si has sufrido y sentido dolor después de ejercitarte, no estás solo. Deberías evitar ejercicios de alta intensidad o actividades que causen o agraven el dolor[125] – o al menos toma acciones para minimizar el riesgo de esguinces y moretones articulares. El ejercicio no debe ser tan intenso.

Según la Fat Disorder Resource Society, "el ejercicio intenso como correr, spinning, o levantar grandes pesas puede privar a sus músculos de oxígeno lo cual causa inflamación y podría empeorar su lipedema." ¿Cuándo intenso es muy intenso? En general, cuando puedes "sentir que quema", entonces la actividad es muy intensa para ti.[126] Ten en cuenta que es un consejo general. Si amas estas actividades y no están afectando tu condición, ¡por favor continúa!

## ¿Cuánto Ejercicio Es Lo Ideal?

En un país obsesionado con el "no pain, no gain" y las rutinas intensas, es importante ignorar los consejos de

---

[125] Fetzer & Wise, 2015

[126] Exercise, n.d.

personas inexpertas y mejor escuchar a nuestros propios cuerpos. La Instructora de Ejercicios Certificada de la ACE, Jeanette DePatie recomienda que "comience donde sea que esté. Si puede hacer sólo cinco minutos de clases, entonces haga cinco minutos," y "sólo haga lo que pueda hacer y no se avergüence" (DePatie, 2011).

Pero si un poco de ejercicio podría ayudar, MUCHO MAS nos llevaría a la meta más rápido, ¿cierto?

DePatie advierte, "la mayoría de estamos caemos en un ciclo con pánico, expectativas poco realistas, un pensamiento de todo o nada, fracaso, y luego al pánico de nuevo."[127] Mantenga un ojo fuera para ver si este ciclo se está repitiendo en sus intentos de ejercitarse. ¿Empezó lentamente y fue aumentando poco a poco, o intentó saltarse todo, ir al mismo nivel de los demás, y terminó adolorido o lesionado?

## ¿Qué Tipo de Entrenador Necesita?

Antes de entrar con los ejercicios, me gustaría que tomara algunos minutos para responder lo siguiente.

---

[127] DePatie, 2011

¿Tuvo experiencias negativas con el ejercicio en el pasado? ¿Qué pasó?

_____

_____

_____

¿Qué le diría a un amigo que está pasando por lo mismo?

_____

_____

_____

¿Las personas del mundo con lipedema tienen el mismo problema?

_____

_____

_____

Cuente una historia de cómo motivó a alguien siendo amable:

_____

_____

_____

¡Aja! ¿Sabes lo que traté de hacer? Me atrapaste. Ese último ejercicio era para recordarte que esa voz interna super crítica que muchos tenemos no nos hará ningún bien cuando se trata de motivarnos a ejercitar. Un mejor modo de motivarnos es usar un tono de voz y palabras que usaríamos para animar a un preciado amigo. Si pudiste pensar en una situación donde motivaste a alguien con amabilidad, ya has hecho esto y sabes que funciona.

¡Pero Necesito Ser Responsable!

Aun cuando sé el valor de ser amable conmigo mismo, también sé que puedo ser astuto y usar cualquier hueco racional para excusarme y no hacer algo que no quiero. ¿Has usado esos mismos "huecos" también? El hueco de la "Asunción Cuestionable" de Rubin describe varios hoyos acerca del ejercicio, incluyendo la creencia de que no necesitamos un entrenador sino que podemos realizar planes de entrenamiento gratuitos. Puede encontra los 10 "hoyos" de Rubin : https://gretchenrubin. com/2014/02/which-of-these-10-categories-of- loopholes-do-you-invoke.

¿Ha encontrado ejercicios que le gustan, pero sientes que eran muy difíciles como para apegarte a ellos a largo plazo? Rubin ofrece algunas estrategias para cambiar algunos hábitos en el ejercicio aquí: http://api.gretchenrubin.com/wp-content/uploads/2014/12/8.5x11Exercising_onesheet. pdf.

Al igual que el perfil de Tendencias de Rubin, el cual fue abordado antes en el libro, también puede ser útil conocer tu perfil DISC (Dominancia, Influencia, eSmero y Constancia) y aplicarlo para personalizar un plan de ejercicios. Para empezar, realice cualquier quiz para el perfil DISC online.

Si tienes el perfil DISC de:

**Dominancia:** puedes aceptar desafíos de ejercicios para ir directo al grano.

**Influencia:** le gusta colaborar en los planes de ejercicio y no le gusta ser ignorado.

**Constancia:** no le gusta que lo apure y necesita un entrenador que lo apoye calmadamente.

**Esmero:** disfruta su independencia, pero necesita saber todos los detalles de su rutina y no quiere equivocarse.

Otra opción es considerar cambiar como experimentas el ejercicio. La natación, por ejemplo. Algunas personas se sienten más cómodas tomando la natación como actividad individual, donde van al agua por si mismos en su propio horario. Otra opción es encontrar una persona que te acompañe y nade contigo, o que comparta la responsabilidad de las sesiones contigo.

Si te ejercitas mejor en grupo, y disfrutas la camaradería de los compañeros, considera unirte al grupo de los nadadores mayores, del equipo local o algún club. Los aeróbicos, el ciclismo, bailar, pilates, tai chi y qi Chong, yoga, y caminar son otras formas de ejercitar que podemos disfrutar en grupo.

Deja que tu personalidad te guíe. Si te gusta pasar tiempo sola, el ejercicio individual puede ser una buena opción. Si tienes uno o dos buenos amigos, tal vez un compañero de ejercicios haga tu rutina más divertida y disfrutable.

Si amas estar rodeada de personas y eres extrovertida, el ejercicio en grupo puede ser una experiencia divertida. Anímate a buscar grupos de ejercicios que afirmen ser "positivos con su cuerpo" o inclusive para "cuerpos grandes."

Es grandioso entender que no debemos buscar encajar en un sitio donde todos son fitness. ¿Cómo más podemos quitarnos la presión de encima al ejercitar? Kite recomienda que no nos ejercitemos en frente de espejos para evitar las autocríticas, y que usemos ropa cómoda para ejercitarnos, que no necesite ser ajustada, fijar metas que no tengan nada que ver con tu cuerpo o peso, y dejar de estar pesándose.[128] Lee todos los tips aquí: https://beautyredefined.org/body-positive-fitness.

Para más reforzamientos positivos en cuanto el movimiento en nuestra vida, dale un vistazo al programa online del Entrenador de Salud Certificado Ragen Chastain "Wellness for All Bodies" aquí: https://workplacewellnessforall.wordpress.com/offerings/wellness-for-all-bodies- program/

---

[128] Kite, 2016

Mi Perfil DISC

Qué quiero obtener del ejercicio/movimiento

¿Cuáles son mis expectativas poco realistas (pista: usualmente incluyen la palabra "debería")?

_____

_____

_____

¿Cómo se relaciona el ejercicio o disfrutar el movimiento con lo que quiero ser?

_____

_____

_____

¿Dónde quiero ejercitar? (casa, gym, afuera) ¿Cuándo y qué tan frecuente quiero ejercitar?

_____

_____

_____

¿Cuáles son mis recursos para escoger y apegarme a una rutina? (amigos, expertos, instructores)

_____

_____

_____

## ¿Cuáles son los mejores tipos de Movimiento?

Ahora que tenemos una idea de cómo queremos ser entrenadas, ¿qué actividades deberíamos escoger? Las siguientes formas de actividad física pueden mejorar la fuerza muscular, reducir la tensión en las articulaciones, incrementar el flujo linfático, y con suerte, si lo disfruta, mejorar su calidad de vida.

**Aeróbicos:** asegúrate de que tus músculos no "sientan el dolor", si sabes que no te recuperas bien. Enfócate en los movimientos articulares, pero protege tus rodillas del uso extenuante.

**Ejercicios acuáticos:** Ejercitarte en el agua te ayudará con el sistema linfático y tendrás un buen ejercicio. ¿No tienes una piscina en su patio trasero o pertenece a algún club con una? Ve si calificas para entrar en

Silver Sneakers: https://www.silversneakers.com. Hay más de una docena de centros con piscinas en San Diego que aceptan a los miembros de Silver Sneakers, y miles más en todo los Estados Unidos. Averigua más acerca de clases de fitness acuático en San Diego aquí: https:// www.sandiego.gov/park-and-recreation/ centers/ aquatics/waterfitness

**Danza Árabe:** Esta forma de baile tiene sus beneficios para el cuerpo y el espíritu.

**Ciclismo:** Ya sea afuera o dentro de casa, el ciclismo es un buen ejercicio de bajo impacto. Hay muchas bicicletas rentables en muchas ciudades. Por ejemplo, en Pacific Beach en San Diego, puedes traer tu casco a la playa y disfrutar un paseo en bicicleta por la costa por un par de dólares.

**Bailar:** el ejercicio rítmico de cuerpo completo con bajo impacto en las rodillas es una buena opción.

**Danza folklórica:** ¿Tus antepasados tenían un estilo de danza nativa de su cultura? Indagar sobre las tradiciones de la danza de diferentes culturas puede ayudarte a encontrar el movimiento que nace de tu alma y representa tu historia. Aquí están algunas opciones que encontré en el área de San Diego:

**Baile Indígena**: Naad Studios http://www.thenaadstudios. com/

**Baile Polinésico**: Heali'i's Polynesian Revue http://www.healiis.com/pages/classes.html

**Baile Nativo Americano**: The Soaring Eagles http://www.californiaindianeducation.org/soaring_eagles/

**Centro de Baile Folk**: http://www.folkdancecenter.org/

**Centro Mundial del Beat**: http://www.worldbeatcenter. org/ classes

**Máquina Elíptica:** Otra buena opción como ejercicio de bajo impacto. He escuchado de personas que tienen una bajo el escritorio para mantener sus tobillos y rodillas en movimiento cuando deben estar largo tiempo sentados.

**Hypoxi**: Un ejercicio especializado que ha funcionado para algunos con lipedema. Lee más sobre los datos no oficiales aquí: https://www.hypoxi.com.au/hypoxi-lipoedema-study-results

**Ejercicio enfocado en los Linfáticos:** he visto varios estilos de movimientos gentiles que se enfocan en mantener en movimiento al sistema linfático. Dos tipos son Lebed y Tripudio.

**Artes Marciales:** Muchas personas con lipedema me han dicho que lo disfrutan. Una mencionó que empezó a estudiar las artes marciales antes de ser diagnosticada con lipedema y se preguntaba por qué tenía problemas y dolor excesivo en sus piernas y pies mientras practicaba. El realizarse una cirugía para el lipedema la ayudó mucho. Ella usa compresión en las piernas debajo de su "Hakama" o pantalón, dado que le ha disminuido mucho el dolor cuando va a largos seminarios.

**Pilates:** Un ejercicio popular. Asegúrate de que tu maestro puede modificar tu ejercicio para asegurarse de que sólo hagas aeróbicos y que tus rodillas siempre estén protegidas.

**Trampolín:** tanto las personas con lipedema como aquellas con linfedema se pueden beneficiar mucho de rebotar en un trampolín con barras de seguridad. El movimiento de los tobillos y las rodillas y la contracción y relajación de las pantorrillas ayuda a que el linfa salga de las piernas y los pies. Esto puede reducir la hinchazón en los pies, piernas y tobillos. Busca rebotar tantas veces como sea posible en un minuto – la clave son movimientos pequeños y concisos.

**Ejercicios con Bandas de Resistencia:** Estas bandas son un buen inicio para pasar a los ejercicios con pesas.

**Buceo:** JJ Wheaton, un presentador en la conferencia FDRS 2018, tiene lipedema y la enfermedad de Dercum y encontró alivio con el buceo, probablemente por la compresión del agua en las profundidades.

**Estiramiento:** El estiramiento prolongado mejorará el flujo linfático.

**Natación:** Es una gran forma de ejercicio. Algunos con lipedema creen que es más fácil con aletas. Sail Bay en San Diego es un hermoso lugar para nadar y el esnórquel cerca de la costa. ¿Quieres quedarte fuera del océano? Aquí te dejo una lista de las piscinas públicas de San Diego: https://www.sandiego.gov/park-and-recreation/centers/aquatics.     Ragen Chastain tiene un gran post sobre usar trajes de baños en público titulado "One Weird Trick for Swimsuit Season." Léalo aquí: https:// danceswithfat.wordpress.com/2018/05/04/one-weird- trick-for-swimsuit-season.

**Tai chi y qi gong**: Estos son excelentes ejercicios de bajo impacto. Solo asegúrate de minimizar las flexiones de las rodillas. Encuentra clases gratis en San Diego: http://www.sdce.edu/schedule#/emeritus.

**Vibración de Cuerpo Completo:** Las placas vibratorias mejoran el cuerpo y reducen la inflamación. Puede ser complicado escoger que estilo usar; ve el video *Pumping, Virbration, and Dry Brushing* para algunos consejos de la Terapeuta Certificada en Linfedema Molly Nettles. https://youtu.be/e_RULqEPJxM

**Caminar y la Marcha Nórdica**: Geniales ejercicios de bajo impacto. Usa buenos zapatos, que protejan tus pies, especialmente si tienes el pie plano.

¿Dónde debería caminar? Donde sea, pero Swaml, Barron & Furnham descubrieron que 30-35min de "caminata en un lugar natural aumentaba mucho más la autoapreciación del cuerpo" que "caminar en un ambiente urbano"[129]

El libro de DePatie *The Fat Chick Works Out* ofrece un gran programa de caminata para novatos.

Elizabeth Cook tiene lipedema y dice que la "caminata nórdica ha sido excelente. Me ha dado un ejercicio gratuito que puedo hacer casi donde sea, y disfrutarlo, lo cual significa que me motiva a hacerlo. Lo que también disfruto es el aumento de la frecuencia cardiaca sin correr. Hago mucho ejercicio y se siente muy suave y sencillo."[130]

**Levantamiento de Pesas:** Un buen modo de formar músculo, mientras tengas en mente que sentir dolor muscular puede indicar inflamación. Una buena opción es empezar con las bandas de ejercicio y pedirle ayuda a un entrenador para crear ejercicios adaptados a ti.

---

[129] Swami et al., 2018

[130] Cook, E. Personal communication, April 27, 2018

**Ejercicios en Sillas de Ruedas:** Aquí, SHARP Grossmont ofrece 8 semanas gratuitas de clases de baile. Encuentra más información en https://www.sharp.com/ services/rehab/wheelchair-dancing.cfm.

El Profesional del Fitness David Stamps tiene varios videos para ejercicios en camas y sillas. Mira un video de ejemplo aquí: https://youtu.be/QqbXpfKp_g8.

Encuentra más opciones para ejercicios en sillas en LipedemaTreatmentGuide.com

**Yoga y yoga linfático:** Shoosh Lettick Crotzer tiene un video ejercicio de cuerpo completo para el flujo linfático aquí: https://youtu.be/8btp39n5luc

## Más Sobre El Yoga

Laura Burns es una maestra de Yoga en Houston, Texas. Según su website https://www.radicalbodylove.com, ayuda a sus clientes a "integrarse al mundo del amor propio y cuidado propio al encontrarse a sí mismos en la intersección del yoga y la positividad corporal". ¡Ella fue generosa y nos compartió algunos de sus consejos!

## ¿Cómo encontrar un profesor de yoga sin prejuicios por el tamaño?

Un gran modo de iniciar es revisar curvyyoga.com y yogaforalltraining.com y buscar por localidad. También, una búsqueda simple en Google en su ciudad y los términos yoga accesible, yoga gentil, yoga positivo, plus size yoga, etc. puede que aparezca alguno cerca de usted. Quizás no, aunque, honestamente no hay tantos profesores específicamente entrenados en esas áreas. Puede que existan estudios cerca de ti que DE HECHO ofrezcan esas clases, pero algunas veces puede ser difícil encontrar cuales son buenos y cuales son traumáticos. Si te sientes valiente, puedes llamar a los estudios y preguntar si tienen planes inclusivos y una metodología positiva con respecto al cuerpo – pero prepárate para personas que no tienen ni idea de lo que está hablando o que sólo dicen sí rápidamente y ya. Sin embargo, el único modo de encontrar buenos instructores es por prueba y error, aunque puede llevar a malas experiencias que lo quieran hacer dejar de intentarlo todo. ¡Lo sé por experiencia!

## ¿Qué recursos online, impresos o tipo DVD me recomendarías?

DVDS y clases online: los DVDs que cambiaron mi vida son los tres de Abby Lenz, el creador del Heavyweight Yoga. Ella es increíble e incluye secciones para aquellos que... no se pueden poner de pie por cualquier razón. También me gustan los DVD Mega Yoga de Megan Garcia. Para clases online, me gusta yogasteya.com, de Dianne Bondy, una gran entrenadora del yoga plus size.

Social media: Chequea estos hashtags #bodypositive-yoga #fatyoga #plussizeyoga #accessibleyoga, and #ybicoalition.

Libros: *Big Gal Yoga* de Valerie Sagun, *Curvy Yoga* por Anna Guest-Jelley, *Every Body Yoga* por Jessamyn Stanley, *Yoga XXL* por Ingrid Kollack, [y] *Mega Yoga* por Megan García.

## ¿Qué disfrutas del yoga? ¿Cómo hace tu vida mejor/más bonita?

Lo que me gusta del yoga es como conecta conmigo y con el mundo a mi alrededor. Con la práctica y la experiencia del Yoga de 8 Caderas, consigo conexión, concentración, paz, sencillez, y confort en mi cuerpo. Antes de que el yoga estuviera en mi vida, me sentía bastante negativa y desconectada con mi cuerpo. La combinación del yoga y la positividad salvó mi vida y me enseño el valor de mí misma y de los demás. Me gusta hablar de cómo no importa cómo eran nuestras vidas o cuerpos en el pasado, o como sean en el futuro – lo que importa es el presente. Este momento. Valorarnos y honrarnos, ya que somos razas de amor propio y cuidado propio en un mundo que constantemente intenta decirnos que no somos suficientes.

Algunas personas con lipedema tienen sensibilidad en la parte inferior de su cuerpo (la presión o tocarse duele) y podrían tener problemas con los instructores de yoga que los tocan sin permiso. ¿Qué pueden hacer como estudiantes para comunicarse con su instructor? Lo mejor que puedes hacer es hablar con él antes de la clase y decirle sobre tu condición, dolor, y el deseo de no ser tocado. Si no te escuchan o te desestiman, vete y no vuelvas. ¡Hay muchas otras clases de yoga! Jamás debes quedarte en una clase con un instructor que no está interesado en escucharte y respetar tus necesidades..

Encuentra más de la Sabiduría de Laura Burns en su website https://www.radicalbodylove.com.

Palabras Alentadoras de Peggy Remington Merrill:

He aprendido... el movimiento es realmente importante para nuestros cuerpos. Los programas de ejercicio tradicional que incluyen caminar, nadar, pesas, y estiramiento son grandiosos pero no accesibles a todos. Ingeniar cómo agregar más movimiento a las actividades rutinarias puede ser grandioso y ayudar a los experimentados en el ejercicio a ganar más resultados. Los experimentados o no en el ejercicio se benefician más del movimiento en la vida diaria. Ten un perro camina más por tus quehaceres o simplemente usa herramientas tradicionales en las cocinas que no requieren energía. Como sea que lo hagas... este podría ser tu año para moverte más, y diferente. Todas las células de tu cuerpo te lo agradecerán. Cuando crees tú plan de movimiento, piensa más allá del lipedema.[131]

---

[131] Conversación por Email con la autora 18 de Mayo, 2018

¿Qué es lo peor que podría pasar si empiezo a ejercitarme?

_____
_____
_____

¿Qué puedo hacer luego si eso sucede?

_____
_____
_____

¿Qué es lo peor que podría pasar si no hago absolutamente nada?

_____
_____
_____

Posibles beneficios de intentar esas ideas de agregar más movimiento a mi rutina diaria:

_____
_____
_____

Por qué querría agregar más movimiento y actividad a mi día:

_____

_____

_____

Qué tan preparada estoy para agregar movimiento a mi rutina diaria:

_____

_____

_____

Qué tan comprometida estoy para intentar nuevos modos de agregar movimiento a mi rutina diaria:

_____

_____

_____

Pasos que estoy tomando para agregar movimiento a mi rutina diaria:

_____

_____

_____

¿Qué podría entrometerse en mi camino en las próximas semanas para impedir que esto pase?

_____
_____
_____

¿Quién o qué podría ayudarme a ponerlo en acción?

_____
_____
_____

¿Dónde puedo encontrar zapatos y ropa para ejercitarme?

_____
_____
_____

DePatie dice "si estás usando ropa vieja y sucia, y unos zapatos malos sólo porque estás esperando por un nuevo cuerpo que merezca nuevas prendas, entonces necesitas un serio ajuste a esa obesiactitud."[132]

---

[132] DePatie, 2011

¿Quién estaría en mi equipo de ejercicio? ¿Un entrenador personal? ¿Un compañero de ejercicios?

_____

_____

_____

Actividades que quiero intentar para sentirme más en control de mi lipedema:

_____

_____

_____

¿Cómo puedo registrar mi progreso?

_____

_____

_____

Ahora que has decidido qué actividades quieres intentar, te recomiendo tomar encuestas como la RAND de 36 ítems. Puedes imprimir los resultados y guardarlos en tu registro de salud. Toma la encuesta luego de un mes y ve si tus respuestas han cambiado basada en tu nuevo -y más activo- estilo de vida. Aquí está la encuesta: https://www.rand.org/health/surveys_tools/mos/36-item-short-form/survey-instrument.html.

Si tienes dolor por el lipedema, registrar tus niveles de dolor es otro modo de saber si el ejercicio te está brindando beneficios. Puedes descargar y usar la "pain tracker app" o añadir una sección a tu diario para registrar constantemente tus niveles de dolor.

## Hablando de Picazón y Escozor

Muchas personas con lipedema se percataron que tenían picazón cuando ejercitaban o usaban vibración. Cepillarse en seco antes y bañarse luego del ejercicio puede ayudar. Usar jabón de avena es otro modo de disminuir el escozor, especialmente luego de la cirugía.

El escozor puede ser un efecto secundario molesto del ejercicio. El escozor en los pezones puede disminuir si usas ropa adecuada para los deportes y si te pones adhesivos sobre tus pezones antes de ejercitar. La picazón en los muslos puede mejorar con cremas antiescozor, las cuales pueden encontrarse en la sección de corredores de cualquier buena tienda deportiva.

## Consejos Para Entrenadores Personales

Si decides solicitar la ayuda de un entrenador personal, por favor, enséñales esta sección.

Como una Entrenadora Personal Certificada ACE, me encantaría ver a mis colegas siendo confiables y competentes:

▶ Informe a sus clientes con lipedema sobre los síntomas de esa enfermedad.

▶ Mantenga a los clientes seguros y entienda sus necesidades únicas.

▶ Ayude empáticamente a los clientes con lipedema para encontrar un programa de movimientos que les funcione.

### Síntomas del Lipedema

Entrenadores personales, tenemos que avocarnos a ayudar a personas con esta enfermedad. El lipedema puede causar muchas complicaciones, incluyendo cambios posturales y en la marcha, deformidades en valgo, movimientos limitados en la rodilla, y pie plano. También puede existir neuropatía, hipermovilidad y dolor. La artritis también puede tener un rol en la progresión de la enfermedad. Herbst encontró que "el exceso de fluidos debilitaba las estructuras vecinas llevando al desarrollo de dolores articulares; con la progresión del lipedema, sobreviene la artritis."[133] Canning y Bartholomew dicen "las complicaciones son tanto médicas como psicológicas. Las médicas incluyen problemas articulares en caderas y rodillas, que pueden llevar a un andar doloroso y complicado" y "los problemas psicológicos incluyen baja autoestima, ansiedad y depresión."[134]

## Ejercicios Para Clientes Con Lipedema

El ejercicio es esencial para estos clientes. Warren Peled & Kappos dicen "niveles bajos de ejercicio físico son un factor para la deterioración futura del lipedema [....] La meta de la intervención terapéutica es mejorar la fuerza y el estado físico para pasar a un estilo de vida activo, que alivie los síntomas, sobre todo en los casos leves."[135]

---

[133] Herbst, 2012

[134] Canning & Bartholomew, 2017

[135] Warren Peled & Kappos, 2016

La habilidad de ejercitarse puede estar limitada por las ineficiencias del sistema linfático. Herbst recomienda que el tratamiento para la lipomatosis simétrica múltiple, un raro trastorno adiposo, incluya ejercicio de bajo impacto para evitar la "acumulación de ácido láctico en el tejido debido a el pobre flujo linfático."[136] He visto varias personas con lipedema que corren y participan en deportes con regularidad, así que cada cuerpo debe ser visto individualmente. No hay diagnósticos, síntomas, efectos o planes de tratamiento para un tipo específico de lipedema.

### Metas para los Clientes con Lipedema

Puede que también debamos modificar las metas. En vez de perder tallas o libras, podemos enfocarnos en actividades diarias (AD) como caminar distancias más largas (probando con un Rockport Modificado RFWT, tal vez el 6MWT), entrar y salir de la cama/carro/silla, y otros aspectos importantes para el cliente.

---

[136] Herbst, 2012

## Lipedema y Fuerza Muscular

Un estudio alemán comparó a las personas con cuerpos grandes a personas con lipedema y encontró que aquellos con lipedema tenían un rendimiento ligeramente menor en el 6MWT y un incremento de la debilidad muscular en el cuádriceps. Según Esch-Smeenge et al., "la examinación clínica de los pacientes con lipedema a menudo revela pérdida de la fuerza muscular y de la capacidad de ejercicios comparado a pacientes de la misma talla, lo que representa un reto para los regímenes activos."[137] Según Landegendoen et al., las personas con lipedema tipo rusticanus Moncorps muestran "frecuentemente la presencia de golpes en la rodilla, pie plano y una función moderadamente deficiente de la bomba muscular de la pantorrilla (retorno venoso)."[138] Jagtman, Kuiper, & Brakkee encontraron que las personas con este tipo de lipedema tenían "disminución de la elasticidad de la piel en la pantorrilla" debido a la hinchazón y a "trastornos del tejido conectivo de la fascia del compartimiento muscular"[139]

[137] van Esch-Smeenge et al., 2017

[138] Langendocn et al., 2009

[139] Jagtman et al., 1984

## Hipermovilidad

Otra condición a considerar es la hipermovilidad. Algunos con lipedema tienen articulaciones hiper-móviles. ¿Cómo afecta su ejercicio? Katy Bowman, biomecánica, dice "hipermovilidad no significa que tiene músculos lábiles, sino que sus ligamentos articulares son laxos" y alerta que "personas con hiper-movilidad de hecho tienen músculos muy (muy, muy) delgados."[140]

¿Estirarse es la respuesta? Los hipermóviles pueden amar estirarse, pero pueden hiperextender, sin querer, sus articulaciones. Bowman alerta que aquellos con hipermovilidad articular en verdad reordenan sus hue-sos para evitar estirarse."[141]

Las clientes hipermóviles pueden experimentar más lesiones relacionadas con el estado físico que la media y pueden tener menos propiocepción. Tal vez se beneficien de aprender y mantener la alineación apropiada durante el ejercicio y concentrarse en

---

[140] Bowman, 2012

[141] Bowman, 2012

fortalecer los músculos estabilizadores. Con todos los ejercicios, siga señalándoles la alineación para que no divaguen o hagan mal los ejercicios.

Aprende más sobre trabajar con clientes con articulaciones hipermóviles en el webinario de la Ehlers-Danlos Society titulado "Intelligent Exercise – How You Can Take Control With EDS" por Kathryn Lister, Director Clínico Asociado con un Asociado en Fisioterapia. El webinario está aquí: https:// www.ehlers-danlos.com/ intelligent-exercise-how-      you-can-take-control-with-eds/. También recomiendo el artículo de Sharon Goldman de IDEAfit "How to Handle the Hypermobile Client" en: http://www.ideafit.com/fitness-   library/how-to-handle-the-hypermobile-client.

## *Abordando las Actividades Rutinarias Diarias*

Otro grandioso modo de ayudar a los clientes es guiarlos a mejorar su postura y moverse más efectivamente. Esto disminuirá la probabilidad de lesionarse y los mantendrá independientes. ¿Cómo se sientan los clientes en una silla y luego se reincorporan? ¿Cómo se slentan cuando están en el trabajo en el escritorio en sus computadoras? ¿Cómo se paran cuando están de compras o cocinando? (¿balanceados o más sobre uno u otro pie?) Algunas veces tocar los fundamentos con el cliente puede hacer las actividades del día a día menos dolorosas. Compartir información como los tips de este video de la biomecánico Katy Bowman es un buen inicio: https:// youtu.be/cDIeu_QL51U. Otro gran recurso es "Spotting and Fixing Flaws in Walking Biomechanics," de Justin Price, creador de The BioMechanics Method®. Disponible para miembros IDEA aquí http://www. ideafit.com/fitness-library/spotting-and-fixing-flaws- in-walking-biomechanics. Por el costo también ofrece una "Evaluación Visual Simple para personas con dolor de Tobillo y Pie" en https:// youtu.be/Uwh35afMYFE.

## Suplementación

¿Cuáles son todos esos suplementos en la historia clínica de su cliente? Encuentre más sobre suplementos para el lipedema recomendados por el Dr. Herbst aquí: http://treat.medicine.arizona.edu/sites/ treat.medicine.arizona.edu/files/medicine-and-supplements-ha ndout-fdrs2016_ without_color.pdf.

También puede encontrar la guía para la *Nutrición en Lipedema y Linfedema: Comidas, vitaminas, minerales y suplementos,* por Ehrlich et al. útil, como el protocolo de suplementos de Deborah Cusack para clientes con Síndrome de Ehlers-Danlos, en https://youtu.be/eZJR3d3Wwv8. Carrie Myers comparte información sobre varias medicaciones populares que pueden afectar a los clientes cuando se ejercitan en el artículo "Common Medications and Their Effects on Exercise Response." Encuéntrelo aquí: https://www.acefitness.org/ education-and- resources/ professional/certified/may-2018/6992/common-medications-and-their-effects- on-exercise-response.

Permítame ser clara: no tengo experiencia en aconsejar clientes con suplementación, así que no recomiendo esos protocolos. Solo paso la información para que los entrenadores personales estén informados sobre los suplementos que podrían usar sus clientes para tratarse.

Por favor también lea el capítulo 12 "Liposucción para el Lipedema," si sus clientes están ejercitándose luego de la cirugía para el lipedema.

Su ayuda y ánimo pueden retrasar o prevenir la progression de esta enfermedad y darle a sus clientes años de mejor movilidad y calidad de vida. ¡Muchas gracias por el trabajo que hace!

## Conozca a Kathryn Lynn Hack

Estas son algunas de las formas en las que Kathryn Lynn Hack experimenta su lipedema:

### ¿Cómo se siente tener lipedema?

Se siente como si mi cuerpo fuese más delicado que el de otra persona. Me duele cuando mi niño pequeño salta sobre mí con sus codos y demás. Mi nivel de energía varía de un día a otro y tengo que meter el "descanso" en mi agenda.

### ¿Cómo reaccionaron tus amigos y familiares a tu diagnóstico? ¿Cómo te apoyaron?

Mi familia y amigos estaban curiosos y fueron amables cuando compartí mi diagnóstico. Me han visto luchar lo suficiente para entender cuando mi salud y mi cuerpo se sentían frágiles y propensos al dolor. Me apoyan al darme "permiso" de ser, cuando necesito descansar o reiniciar. Mi esposo me apoya siendo el aportador primario en la familia. Mi niño está leyendo como dejar a mamá tener un break cuando necesita tenerlo.

## ¿Cómo tratas tu lipedema?

Lo trato al intentar nutrir mi cuerpo, mente y espíritu. El cuidado propio, para mí, significa movimiento, quietud y estar conectada con la comunidad.

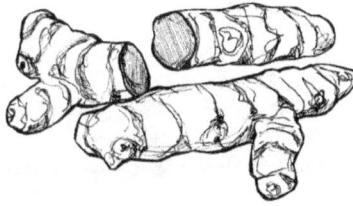

CAPÍTULO 8
# BIENESTAR PSICOSOCIAL

**Puede Ser Mortal Tener Un Trastorno del Tejido Adiposo en la Sociedad de Hoy**

¿Sabes qué no hacemos para NADA bien en América? Dejar a las personas tener diferentes tipos de cuerpo. Aun las personas que deberían conocernos mejor (los miembros de nuestra familia) no creen que están avergonzándonos cuando nos ofrecen consejos, basándose en que están "preocupados por nuestra salud." He escuchado historias de muchas personas quienes se sienten incómodas buscando atención médica básica porque tienen miedo de que su doctor culpe a su enfermedad de su talla, en vez de enfocarse en sus signos y síntomas.

En *"The Obesity Myth"*, el autor Paul Campos dice "vivimos en una cultura que le dice a la mujer americana promedio, docenas de veces al día, que la forma de su cuerpo es lo más importante sobre ella, y que debería estar disgustada por ello."[142]

¿Cómo afecta esto a una persona gorda? Campos entrevistó a un hombre llamado Michael, quien dijo "al que hace dieta se le enseña a culparse a sí mismo por el peso cuando lo recupera. De hecho, usualmente la principal motivación utilizada para mantener a alguien en dieta es decirle que tan horrible es estar gordo."[143]

La discriminación por peso está profundamente arraigada en la cultura Americana. Sutin et al. encontró que "aquellos quienes experimentan discriminación por el peso reportarán más estresores diarios en el curso de la semana, experimentarán más síntomas físicos y tendrán más negativismo y menos positivismo que aquellos que no experimentaron esa discriminación."[144]

¿Qué agrega esto? Una urgente necesidad por el cuidado propio para el bienestar psicosocial de las

---

[142] Campos, 2004 p. xviii

[143] Campos, 2004 p.160

[144] Sutin et al., 2016

personas con lipedema. En su presentación del 2017 "Diagnosis and Treatment of Lipedema and Dercum's Disease" en la Conferencia del Linfedema Klose, la Dra. Herbst recomendó que las personas con Lipedema y la enfermedad de Dercum recibieran "apoyo psicológico para la ansiedad, depresión, autoestima y confianza."[145]

¿Puede ser mortal tener una enfermedad del tejido adiposo? Si. Es altamente importante tener recursos mentales disponibles. ¿Por qué? ¿es el trastorno lo que es mortal o el efecto del trauma, estigma del peso, y falta del diagnóstico y apoyo para el lipedema? Puede que los doctores no estén de acuerdo, pero de cualquier modo el resultado es el mismo. El Dr. Stutz encuestó a más de 100 pacientes con lipedema y encontró que 8 de ellos intentaron suicidarse al menos una vez.[146]

¿Cómo empezó esta etiqueta y humillación? Quizás en la niñez, y estamos, como sociedad, manejando mal la "obesidad infantil".

---

[145] Herbst, 2017

[146] Stutz, 2016

En una editorial publicada en la International Journal of Obesity, Robinson et al. encontró que "cuando un pariente le dice a su hijo que tiene sobrepeso, ese niño tendrá mayor riesgo a futuro de ser obeso" y que "entre las adolescentes, señalarles que tenían sobrepeso se relacionó con mayor ganancia de peso."[147] Estoy de acuerdo con la afirmación de los autores que "los 'ligeros' enfoques de salud pública dirigidos al 'individuo'", como informarle a las personas de que su peso es 'insano' quizás no tenga ningún efecto sobre la salud y que "si esos enfoques no consideran el estigma atado al sobrepeso y la obesidad, quizás pudiesen estar colaborando con el deterioro de la persona."[148]

## ¿Qué Podemos Hacer Para Curarnos En Esta Sociedad Destructiva?

Las investigaciones han mostrado que las personas con lipedema necesitan más experiencias de flexibilidad psicológica y conectividad social.

Definamos esos términos.

---

[147] Robinson et al., 2017

[148] Robinson et al., 2017

**La flexibilidad psicológica** nos permite experimentar pensamientos, emociones y sensaciones sin tener que actuar sobre ello. También es importante sentir que pertenecemos y tener una sensación de conexión con amigos y la comunidad, la cual llamamos **conectividad social**.

Dudek, Białaszek & Ostaszewski encontraron que las personas con lipedema tenían más calidad de vida (CDV) si tenían "mayores niveles de flexibilidad emocional y conectividad social, mientras controlaban síntomas severos," pero sólo se podía predecir un "mayor nivel de satisfacción con su vida (SCV) con un mayor nivel de conectividad social." Los investigadores también encontraron que "las mujeres más abiertas a experimentar, que vivían más sus experiencias, y más involucradas en su vida tenían más CDV" y las personas más flexibles psicológicamente tendían a hacer más cosas por cuidado propio y tenían más adherencia al tratamiento.[149]

---

[149] Dudek, Białaszek & Ostaszewski, 2015

Pasemos el switch y veamos qué significa realmente en nuestras vidas. Le invito a intentar un ejercicio guiado por el Dr. Colleen Reichmann.

Reichmann, un psicólogo clínico licenciado en Williamsburg, Virginia nos pide enlistar a nuestras cinco personas favoritas de la vida real:

| | | | | |
|---|---|---|---|---|
| | | | | |

Debajo, ¡escribe cinco razones por las que ama a esas personas maravillosas!

| | | | | |
|---|---|---|---|---|
| | | | | |
| | | | | |
| | | | | |
| | | | | |

¿Alguna de esas razones tiene que ver con la talla de esas personas? Por ejemplo, ¿una de esas razones por las que tu abuela es tan grandiosa es su peso? Esta puede ser una pequeña señal de que el tamaño de nuestro cuerpo no es realmente una de las razones por las cuales las personas que amamos se preocupan por nosotros. Encuentre más del Dr. Reichmann aquí: http://www.colleenreichmann.com/

## Así que, ¿Está Todo En Mi Mente?

Me estoy enfocando en más que solo pastillas, prendas y cirugías como tratamientos para el lipedema – escribiendo sobre los efectos de la flexibilidad psicológica y la conectividad social. ¿Estamos culpando a su estado emocional por los síntomas físicos del lipedema? No. El lipedema tiene síntomas muy reales. No está todo "en su mente." No sólo son reales, sino también su experiencia, cómo es tratado por el mundo. Nada de eso está en tu mente.

El crecimiento de las mujeres, féminas, y aquellas socialmente aceptadas como mujeres, ya de por sí sufre la presencia del sexismo en la medicina, y las investigaciones a menudo omiten por completo a aquellas "persones" que no se vinculan a un género, al estilo "binario" de la sociedad.[150] Ahora incluya una enfermedad poco conocida (o varias, para algunos con otras enfermedades crónicas), y es la tormenta perfecta.

---

[150] Breve reseña sobre mi uso de "persones" aquí. Es similar a Amigos, pero es un pronombre neutro, que no se refiere directamente a algún género en específico.

No eres "gorda, perezosa y necesitas perder peso." No te "hiciste esto tú misma." Ninguna persona gorda, tenga o no lipedema, se hizo eso a sí mismo.

Es perfectamente normal tener sentimientos y reacciones fuertes al modo en que las personas con cuerpos gordos son tratados en la sociedad de hoy, por familiares, amigos, y extraños. Seré honesta — la injusticia en la sociedad no se resolverá meditando. Si eres curiosa, intenta algunas de estas prácticas para disminuir el estrés, te compartiré suficiente información como para iniciarte.

## Las Primeras Dos Soluciones: Comunidad y Meditación

Encontrar una comunidad de otras personas con lipedema puede mejorar la conectividad social. ¿Cómo puedes ser parte de la comunidad online? Hay muchos grupos para personas con sobrepeso enfocados en lipedema en Facebook, establecidos en América y el Mundo. Usar el internet para la conectividad social es ideal después de la cirugía, cuando no hay más visitas al doctor o interacción con expertos que entiendan tu condición. Tener una enfermedad crónica puede ser desolador y aislante, y el internet ha servido como línea de vida durante mucho. El documental *"Unrest"* es un excelente ejemplo del poder del internet para conectarnos.[151]

Prácticas como la meditación pueden ayudar a mejorar la flexibilidad psicológica. Soy una profesora de meditación certificada y enseño Meditación y Conciencia en la Universidad IPSB de San Diego, pero yo no siempre medité. Empecé a practicar meditación durante un periodo de ansiedad en mi vida. Me había torcido el tobillo, obligándome a cancelar mi carrera en un maratón para el que entrené tres meses. Esto de la "meditación" me funcionó y quedé tan impresionada con los efectos positivos de la meditación que entrené en Sedona, con la antigua directora del programa de Chopra Center Sarah McLean, para volverme una maestra de la meditación.

Cuando experimenté cómo la meditación cambió el modo de rehabilitarme de una herida, quería averiguar

---

[151] Brea, 2017

si podía usarlo para hacerle frente a algunas enfermedades, incluyendo el lipedema.

Estaba encantada de compartir información sobre los
estudios del 2018 de la Conferencia Anual de la Fat
Disorders Resource Society. Este es el video de mi
presentación: https://youtu.be/tSFyeYl1l9o

El primer estudio llamado "Self-Compassion and Body
Dissatisfaction in Women: A Randomized Controlled
Trial of a Brief Meditation Intervention," por Ellen R.
Albertson, Kristin D. Neff and Karen E. Dill-Shackleford.
Involucró a "mujeres preocupadas por su imagen" las
cuales debían escuchar grabaciones de meditación
de autocompasión para ver si aumentaba esta capacidad en ellas y si mejoraba sus inquietudes sobre su
autopercepción. Se reclutaron doscientas veintiocho
mujeres adultas a través de un aviso invitando a mujeres preocupadas por su imagen corporal a participar
en un estudio de meditación. Las participantes escu-
chaban tres semanas de podcast de entrenamiento
de meditación con autocompasión o eran asignadas a
la lista de espera

Las prácticas de conciencia incluían "Escaneo Corporal Afectivo," "Respiración Afectuosa," y una meditación especial que incluía frases como "Puedo estar segura. Puedo estar tranquila. Puedo ser amable conmigo. Puedo aceptarme como soy."

Los investigadores median la autocompasión, la insatisfacción corporal, la vergüenza, la apreciación, y su autoestima basada en la apariencia. Todas estas medidas eran diferentes en comparación a las iniciales; sólo la apreciación corporal estaba relacionada significativamente a los días por semana en las que ellas meditaban.

¿Los resultados? Aquellas asignadas al azar a escuchar los podcasts de meditación tenían gran incremento en la autocompasión (19%) que aquellas asignadas al azar a la lista de espera (5%). Además, la intervención llevo a mejoras significativas en los seis aspectos de la autocompasión (autoamabilidad, autojuicio, humanidad común, aislamiento, atención y autoidentificación), sugiriendo que la meditación fomentaba la autocompasión de un modo holístico.[152]

---

[152] Albertson et al., 2014

Puede encontrar meditaciones aquí: http://self- compassion.org/category/exercises.

El segundo estudio titulado, "Brief self-compassion meditation training for body image distress in young adult women," por Aubrey M. Toole and Linda W. Craighead, probó los efectos de la intervención con meditación de autocompasión, disminuyendo ese plazo de tres semanas a sólo una, enfocándose en participantes femeninas jóvenes-universitarias que no meditaban. Había una sesión inicial en el laboratorio para responder las preguntas de los participantes, y estos tenían acceso al podcast por una semana. Curiosamente, muchos participantes muchos pacientes no agregaron los podcasts de meditación a sus vidas y sólo completaron la sesión inicial en el laboratorio. Cerca de la mitad de los participantes solo completaron los 20 minutos de meditación con escaneo corporal empático, dado en la primera visita al laboratorio.

¿Los resultados? Aun así se beneficiaban tanto como aquellos que practicaban toda la semana. Inclusive intentar brevemente la orientación empática corporal (de 20 a 90 min según el estudio) es suficiente para inducir cambios medibles en el pensamiento, sentimiento y/o comportamiento.

El autor de este estudio aportó un punto importante: algunas personas se basan en la insatisfacción corporal como motivación para continuar con las rutinas de ejercicio para perder peso o las dietas.[153] Es importante reconocer que pueden existir varias barreras para agregar la meditación a nuestra vida diaria. ¿Algunas de estas creencias le impiden practicar la autocompasión?

► Autocrítica: Su voz interna le dice que no puede meditar, o siente que necesita criticarse para mantenerse "en el camino"

► Falta de tiempo

► No sabe cómo incluir la meditación en su horario

► Necesita más apoyo y una comunidad experimentada

► Miedo de que necesite la almohada perfecta, campana, vela, incienso, antes de poder meditar

---

[153] Toole & Craighead, 2016

► La autocompasión es buena para otros, pero no para ti

► La autocompasión no es para ti porque no quieres estar consciente de tu dolor.

► La autocompasión es debilidad, compadecimiento, egoísmo, autoindulgencia, o te hará perder la motivación

Las creencias mencionadas anteriormente son bastante comunes en la sociedad actual. Si puedes reconocerlas y descubrir cómo perdonarte por creer en eso, te invito a intentar las meditaciones gratuitas de Kristin Neff aquí : http://self-compassion.org/category/exercises.

Si te gustaría aprender más sobre la autocompasión, el Centro para la Mindfulness de la UCSD ofrece un curso de ocho semanas sobre autocompasión consciente. Descubra mucho más en este link: https://health.ucsd.edu/specialties/ mindfulness/ compassion-programs/ Pages/mindful- self-compassion.aspx.

Mis maestros de meditación favoritos:

_____

_____

_____

## ¿Cómo puedo meditar con lipedema? ¡No me puedo sentar en la posición del loto!

A las personas con lipedema se les dificulta la meditación, porque, tradicionalmente, se realizaba en una posición de piernas cruzadas. Además, varias personas dijeron que es muy doloroso sentarse en el piso y levantarse teniendo lipedema. Le compartiré algunos tips de varias personas con lipedema sobre la meditación cómoda.

Marion de Kent, UK, dice "Usualmente me siento en el sofá con mis pies en el piso. La posición tradicional me es incómoda. Me siento cómodo sentado o acostado. Me siento más relajado acostado. Necesitas encontrar la forma de meditación que funcione para ti, pero las afirmaciones positivas pueden ayudar con el dolor y a tener una actitud positiva."

Gale de Scotland, UK dice "No me puedo sentar en el piso, me es cómodo sentarme en la silla, con las manos sobre los muslos y los ojos cerrados." Gale dice que tomar respiraciones profundas, contando hasta cuatro y durante cuatro segundos, la ayuda a "recargar sus baterías." Gale no puede acostarse en el piso sin un cojín bajo su cadera, rodillas y tobillos. Es mucho más fácil meditar en una silla.

Abby de California dice "uso la aplicación Headspace de mi teléfono (diariamente, por más de dos años). Me siento en el porche de mi casa durante 10-15 min. Es comenzar mi día con el pie derecho. Recomiendo mucho Headspace[154]. Uso una almohada detrás de mi espalda, sobre mi trasero. Y una debajo de mí también, con una sábana encima, dado que es frío afuera. Y estoy sentada durante la meditación."

Mis posiciones de meditación más cómodas:

_____

_____

_____

_____

[154] Puedes encontrar la app Headspace en http://www.headspace.com

## Más Prácticas de Cuidado Propio

La terapia puede propiciar muchas atenciones para las personas con lipedema, quienes necesitan un apoyo extra. No estoy calificada para proveer algún consejo profesional en este tema, por lo que te invito a buscar terapia si crees que es necesario. Puedo sugerir algunos especialistas que pueden atacar la ansiedad, el amor propio y la confianza, incluyendo la narración de cuentos, escribir un diario, acupresión, aromaterapia, afirmación sexual, dibujo, ver la naturaleza, reforzar amistades y relaciones, y el "dejar ir".

### *Narración de cuentos y Escribir un diario*

Mi primer amor es escribir, el segundo es contar historias. Recuerdo escuchar a un narrador en mi primer semestre de universidad y asombrarme con su sabiduría. Ella envolvía mucha perspicacia en sus cuentos, me mostró que los tiempos difíciles pueden ser el escenario para el aprendizaje de valiosas lecciones. Estoy tan agradecida de haber conocido tempranamente la narración, dado que mi mamá murió de cáncer dos años luego, una pérdida de la cual aun aprendo lecciones.

Si las historias poderosas pueden ayudar, la incapacidad para ver nuestras propias historias e imágenes en los medios y las redes sociales, pueden hacernos sentir aislados y solos. Enfoquémonos en eso ahora.[155]

Piensa en estas sugerencias del manual "Cómo difundir la positividad corporal en tu comunidad" de Proud2Bme.org y cuenta tu historia en las siguientes líneas.

Cuando vas a comprar, ¿qué retos tienes en relación con tu talla? ¿qué te da confianza con tu cuerpo? ¿Cuándo estás más cómodo/a con tu piel?

¿La imagen corporal era un asunto importante en tu casa mientras crecías? Si es así, ¿de qué modo?

¿Qué te dirías a ti mismo en secundaria sobre tu imagen? ¿Qué sabes ahora que no sabías antes que te afecta sobre cómo te sientes con tu cuerpo?

_____

_____

_____

---

[155] How to spread body positivity in your community, n.d.

Esas preguntas pueden ser muy profundas y tremendas sugerencias para el diario. Un diario es, sencillamente, un registro escrito de tus pensamientos y observaciones sobre ti mismo y lo que te rodea. El Center for Journal Therapy define la escritura terapéutica como "el uso intencional y con propósito de la escritura reflectiva para el bienestar mental, físico, emocional y espiritual."[156] En el artículo "The Healing Power of Therapeutic Writing," de Ronale Tucker Rhodes, la psicoterapeuta Miriam Kuznets comparte que escribir "funciona bien para personas menos capaces de verbalizar sus sentimientos o quienes son escépticos con las terapias convencionales."[157] Encuentre la guía de Rhode para la expresión escrita y algunos tips para incluir la terapia escrita en la rutina de cudiado propio aquí: https://secure. igliving.com/magazine/articles/IGL_2017-04_AR_The-Healing-Properties-of-Therapeutic-Writing.pd f.

¡Wow! ¡Suena emocionante! Intentemos un poco escribir en el diario ahora. Estas son algunas fuentes de información:

---

[156] Adams, 1999

[157] Rhodes, 2017

Una muy simple pero profunda sugerencia es: Yo Recuerdo…

Kristin Neff ofrece varias sugerencias para escribir en el diario aquí: http://self-compassion.org/exercise-3-exploring- self-compassion-writing/

Esta página web del Center for Journal Therapy comparte varios tips muy Buenos para los novatos, incluyendo cinco pasos sencillos para escribir, ocho sugerencias para los nuevos escritores, y catorce técnicas para escribir en tu diario aquí: https://journaltherapy.com/lets-journal/ a-short-course-in-journal-writing/

¡Escribir en el Diario es Frustrante!

Si cree que se trata de una actividad profundamente emocional y no una experiencia relajante y divertida, no estás solo. En el estudio "Confronting a Traumatic Event. Toward an Understanding of Inhibition and Disease," Pennebaker & Beall "examinaron si escribir sobre el evento traumático influenciaba la salud a largo plazo" y encontraron que "escribir sobre las emociones y los hechos alrededor del evento podía asociarse con una[158]

presión sanguínea relativamente alta y estados de ánimo negativos posterior a los ensayos, pero menos visitas a los centros de salud en los 6 meses posteriores al experimento. Louise DeSalvo dice "el descubrimiento que Pennebaker y Beall habían hecho, entonces, era que, para mejorar tu espíritu a largo plazo, debías experimentar sentimientos complicados en inicio. Y concluye que "para mejorar la salud, debemos escribir los detalles, vinculando los sentimientos a los eventos"[159]

Debido a que puede ser difícil escribir sobre delicadas experiencias pasadas, asegúrese que tiene el apoyo que necesita a medida que escribe esos temas. Si crees que es demasiado, visita a un terapeuta peso/incluyente y/o incorpora más cuidado propio los días que escribes. Si quieres conocer más sobre la escritura cómo método de salud y sus beneficios emocionales,

---

[158] Pennebaker & Beall, 1986

[159] DeSalvo, 2000

te sugiero *Wrinting as a Way of Healing: How Telling Oyr Stories Transforms Our Lives,* de DeSalvo.

¿Quieres ir aún más lejos?

Si quieres ir más allá con la narración, podrías intentar alguna de estas sugerencias:

La clase de "Folktales y Journaltales" con la instructora Hanna Merin o "Writing and Healing" con la instructora Nancy Scherlong. Ambas están en línea en el Therapeutic Writing Institute. Encuentre más información aquí: http://twinstitute.net

Judith Greer Essex, Ph.D., fundó el Expressive Arts Institute, el cual ofrece clases de escritura especiales, incluyendo un "Taller Iluminado de Diarios." Encuentre la lista de clases en San Diego aqui: http://www.expressiveartsinstitute.org/

Isabel Abbott ofrece "Escritura sin Excusas," una clase virtual de escritura. Encuentre más info aquí: http://www.isabelabbott.com/unapologetic/

¿Escribir en el diario realmente ayuda a procesar las emociones? El Dr. David, Psicólogo de la Harvard Medical School del que hablamos en el capítulo 1, compartió en su Ted Talk que empezó a escribir en su diario luego de que su padre falleció de cáncer cuando era pequeño. Dijo que su profesor de inglés dijo "escribe sobre lo que sientes. Di la verdad. Escribe como si nadie leyera" y así de simple, fui invitado a mostrarme auténticamente a mi dolor y a mi pena. Era un pequeño acto, pero toda una revolución para mí. Fue esta revolución que inició en este cuaderno en blanco hace treinta años, la que le dio forma al trabajo de mi vida."[160]

¡Tal vez contar historias y escribir en el diario tenga la misma "revolución para usted!

## Yoga de la Risa

El yoga de la risa es una "técnica contemporánea que alienta a los participantes a mimetizar el acto de reír, con la meta de alcanzar beneficios psicológicos positivos." Un estudio australiano sobre los efectos del

---

[160] David, 2017

yoga del a risa en el bienestar subjetivo (BSJ) encontró que esta técnica, "similar a otras técnicas psicológicas positivas, tal vez se podía describir mejor como una intervención orientada a beneficiar a las personas que experimentan niveles bajos de BSJ y altos niveles de ansiedad y estrés."[161]

Teresa (Tess) Sanderson es la líder del yoga de la risa en el UK. Esto es lo que dijo sobre el yoga de la risa:

Hay ejercicios que puedes hacer solos, en conjunto con ejercicios de respiración y meditación. Estos me ayudaron a superar mi dolor constante, y mis días malos. Por otro lado, participar con otros también añade una dimensión social. Reírse con los demás es alegre, divertido, como volver a ser un niño; como parte de mis sesiones en el club, también incorporo algunos cantos junto con los ejercicios, la respiración y una meditación final. Al dirigir la sesión estoy recibiendo los mismos beneficios que aquellos en la sesión y también estoy recibiendo una gran satisfacción al ver que ellos también se benefician de la sesión.

---

[161] Weinberg et al., 2014

Sanderson dice que desde que se convirtió en una líder del yoga de la risa, Siento que mi vida ha avanzado. Estaba atascada en un ciclo de dolor y tristeza por mi condición y la posición en la que me encuentro, física, emocional, mental y económicamente. Ahora siento que tengo más claridad, más calma y he hecho cosas que no haría uno o dos años atrás. Espero llegar a otras mujeres con lipedema y condiciones crónicas que están aisladas o son incapaces de ejercitarse en un ambiente "normal" y devolverles algo de diversión, algo de risa y los beneficios científicamente probados que el yoga aporta.[162]

## Acupuntura y Acupresión

¿Alguna vez has probado la acupuntura o la acupresión? Esta práctica de la medicina china clásica y tradicional se puede utilizar para muchas dolencias y para aumentar el bienestar. El lipedema es visto por algunos médicos chinos como una enfermedad fría.

En *Acupressure for Emotional Healing*, Gach y Henning dicen "ser agraviados, avergonzados o juzgados

---

[162] Conversación por email con el autor

culpablemente drena el chi" y "el dolor emocional y la naturaleza degradante de la culpa y la vergüenza también afectan al meridiano del bazo, que corresponde a la preocupación y la autoestima". Los puntos de acupresión para la culpa y la vergüenza incluyen Lu 1, CV 12 y CV17.[163] El libro también ofrece una guía para una rutina de autocuidado de la culpa y la vergüenza que incluye varios puntos, como meditaciones sobre el corazón y el plexo solar.

Después de una sesión de acupresión, Gach y Henning recomiendan que cierres los ojos, respires profundamente y "que se relaje profundamente, justo después, cúbrase y tome una siesta para maximizar el flujo de energía de curación a través de los puntos".[164]

En *Aromatherapy for Healing the Spirit: A Guide to Restoring Emotional and Mental Balance through Essential Oils,* Gabriel Mojay ofrece varias sugerencias en cuanto a los puntos de acupresión indicados en diferentes estados emocionales.

---

[163] Gach & Henning, 2004

[164] Gach & Henning, 2004

Kidney-3 puede ayudarte a recuperar la confianza y el coraje.[165] Liver-3 puede aliviar la "frustración, irritabilidad y el resentimiento."[166]

Si te preocupan los efectos de las agujas o la presión profunda en su cuerpo, muchos acupunturistas pueden usar agujas sólo en nuestros oídos o acupresión sólo en las plantas de nuestros pies para afectar el chi de nuestro cuerpo. Recuerda, ponemos por lo menos cien libras de peso en nuestros pies cada vez que caminamos, así que una presión más profunda en los pies debe ser segura para la mayoría de las personas. El estilo japonés de acupuntura utiliza una inserción poco profunda y agujas extremadamente delgadas o ninguna cuando se utiliza una herramienta tei-shin como forma de acupresión. A menudo las personas que son muy sensibles al tacto y los niños consideran este estilo el más útil. Se basa en la teoría clásica de los cinco elementos y es generalmente una forma de acupuntura más "energética" que la acupuntura china tradicional. Consulta a tu acupunturista para ver si la

---

[165] Mojay, 2005 pg. 153
[166] Mojay, pg. 157

acupuntura es adecuada para ti si tienes lipedema o linfedema.

Puntos de acupuntura y acupresión que uso:

_____

_____

_____

*Aromaterapia para Compasión y Amor propio*

Mojay ofrece varias opciones poéticas de aceites esenciales y mezclas de aceites que pueden aplicar para personas con lipedema. El aceite que puede calmar y tranquilizar incluyen el enebro y ciprés; el geranio "calma la ansiedad de aquellos que no son "emocionales" por naturaleza – los que "guardan de más" quienes dedican poco tiempo a sus sentimientos;" el aceite de lavanda para la ansiedad por salud; y el enebro es recomendado para la autoconfianza social y "optimismo y resiliencia básica." Según Mojay, el aceite de árbol de té puede ayudar a aliviar la carga emocional de lidiar con problemas de salud; el aceite de uva está indicado para "sentimientos reprimidos o mantenidos de ira – aquellos desarrollados

*Lipedema Guía Terapéutica*

en un resentimiento latente;" y la hierbabuena crea tolerancia. El aceite de neroli se recomienda "para la desesperación de aquellos que se han aislado de sus sentidos y sentimientos, para escapar

de su dolor emocional."[167]

Estoy de acuerdo con Mojay que "los aceites esenciales no deberían ser bebidos... y sólo deberían ser aplicados en la piel diluidos en aceites portadores, cremas o gel."[168] Si estás preocupada por la cantidad de estrógenos en tu cuerpo, por favor solicita los servicios de un aromaterapeuta antes de añadir los aceites esenciales a tu lista de prácticas de cuidado propio, dado que algunos aceites tienen propiedades similares a las hormonas.

Aceites esenciales aromaterápicos que uso:

_____

_____

_____

---

[167] Mojay, 2005 pg. 164

[168] Mojay, 2005

## ¡Hablemos de Sexo!

En *Fat Shame: Stigma and the Fat Body in American Culture*, la autora Amy Erdman Farrell describe la experiencia que Sara Fishman y otras personas tienen en el Mundo de la Grasa, diciendo que "como mujer gorda, a todas se les inculcó a ser una 'chica gorda sin sexo:' mejor amiga de todos, amante de nadie."[169] ¡Es hora de romper ese estereotipo!

Para consejos para acoger su sexualidad siendo gorda, fui con Sarah Thompson, una entrenadora enfocada en la liberación corporal, y la positividad corporal. Aquí está lo que compartimos:

Nos han enseñado a escondernos, ignorar, o avergonzarnos de nuestra sexualidad y sensualidad. Muchas han aprendido que es peligroso vestirse sexy o aceptar nuestra sexualidad. A menudo, si eras gorda, también tenías que andar siendo vista como asexual o poco atractiva. Los sentimientos alrededor de la sexualidad pueden ser extremadamente complicados por muchas razones.

---

[169] Farrell, 2011

¡Quiero que sepas que puedes reclamar tu sexualidad, aceptar su sensualidad, y sentir placer siendo gorda! Es tuyo y puedes ir al ritmo que te haga sentir bien. Hay muchas personas allá afuera que se sienten atraídas por nuestros cuerpos.

Estoy segura de todo corazón. No sólo por los distintos tipos de cuerpos, hay todo tipo de atracciones.

Hay muchos grupos y personas en las redes sociales, que puedes seguir, los cuales discuten temas relacionados con eso. Incluso puedes encontrar entrenadores allí afuera que puedan ayudarte en tu camino. ¡Incluso hay materiales y libros que están disponibles y tocan esos temas!

Si usted no está acostumbrado a ver personas gordas como sexuales y confiables, ¡les recomiendo agregar gordos a su Facebook e Instagram! Ver múltiples tipos de cuerpos en sus redes puede cambiar el modo en el que ves lo "atractivo" con el tiempo. Amo cómo esto cambió mi perspectiva de la belleza a medida que seguía a las personas.

Practicar la aceptación corporal, ganar confianza, y estar más satisfecho con tu vida te ayudará en tu viaje de aceptar todos los aspectos que son parte de quien eres, incluso tu sexualidad. Encuentra prendas que ames y que expresen tu personalidad, asegúrate de tener prendas que queden bien, ¡toma el riesgo de vestir lo que tú quieras sin ninguna norma sobre qué parece o no favorecedor! Practica el usar más espacio, en vez de querer hacerte más pequeña. Practica actuar como lo harías si no viviéramos en un mundo gordofóbico. ¡Deja de esperar para vivir la vida que quieres!

Recomendaciones en Instagram de Sarah:

@dawn_serra

@virgietovar

@glitterandlazers

@fatgirl_laughing

@fatgirlflow

@fatlippodcast

@lividlipids

@iamadriana

@fatwomenofcolor

@comfyfattravels

@thefatsextherapist

@kellybellyohio

@shooglet

@themilitantbaker

@madeonagenerousplan

@watchshayslay

@saucyewest

@queerfatfemme

@abearnamedtroy

@chubstr

@ashleightthelion

Libros y Artículos recomendados por Sarah:

*Fat Sex: The Naked Truth* by Rebecca Jane Weinstein

*Big, Big Love* by Hanne Blank

*Things No One Will Tell Fat Girls* by Jes Baker

*Curvy Girl Sex* by Elle Chase

*The Body Is Not An Apology* by Sonya Renee Taylor

"Sex at Every Size" by Philippe Leonard Fradet, https://thebodyisnotanapology.com/magazine/sex-at-every-size/

Grupos de Facebook recomendados por Sarah (usualmente privados, pero puedes encontrarlos):

Dating While Fat

Caring for Our Fat Bodies

FATTIES: Fashionistas are Truly Terrific in Every Size

Boise Rad Fat Collective Radical Rule Breakers The Wide Life

Fatgasm (for gender and sexual minorities) Flawless Superfat Babes

Radical Fat Acceptance: Small to Super ¡Muchas gracias a Sarah por su visión!

Escribe una carta de amor a tu cuerpo, y una de auto-compasión usando esta guía manual de la UC

Berkeley Greater Good Science Center: https://ggia.berkeley.edu/practice/self_ compassionate _letter

## Dibujos Realistas

En el artículo "Illustrating the body: Cross-sectional and prospective investigation of the impact of life drawing sessions on body image," Swami encontró que ir a lecciones de Dibujos Realistas, donde "las personas hacen dibujos de las figuras humanas de basándose en modelos vivos" estaba significativamente asociado a una mayor apreciación corporal y menos buscar ser delgados y menor probabilidad de ansiedad psíquica social."[170]

¿Cómo sería ser modelo de una clase de dibujos realistas? ¡Mira este episodio de Succulent Six para averiguarlo! https://youtu.be/deWNm0sxJWg.

---

[170] Swami, 2016

La San Diego Drawing Life Meetup Group tiene varios eventos mensuales. Su website es: https://www.mee-tup. com/SanDiegoLifeDrawing.

La extensión de la UCSD también tiene una clase, "Figure Drawing I". Encuentre más información aquí: https://extension.ucsd. edu/courses-and-programs/figure-drawing-i.

## Turismo de Naturaleza

¿Te sientes mejor contigo mismo después de pasar tiempo en la naturaleza? Si es así, ese sentimiento no está solo en tu cabeza.

Swami et al. encontró que "ver imágenes de ambientes naturales aumentaba significativamente el estado positivo sobre la apreciación corporal después del turismo comparado con otros pre-turismo. En contraste, ver imágenes de ambientes urbanos no tenía efecto significativo sobre la apreciación corporal."[171]

---

[171] Swami et al., 2018

Me es fascinante que el efecto de la naturaleza puede ser llevado a nuestras casas y oficinas a través de fotos de naturaleza. Aunque el efecto sea pequeño, puede ser la excusa que necesitas para re-evaluar el arte en tu casa y reemplazar lo urbano con algunas imágenes desbordantes de naturaleza.

*Fomentar amistades y relaciones*

Los investigadores de Harvard hicieron un estudio longitudinal sobre algunos de los estudiantes entrantes a la universidad en 1938. Uno de los descubrimientos de la Harvard Study of Adult Development: "Las relaciones cercanas, más que el dinero o la fama, es lo que mantienen a las personas felices durante su vida". El director del estudio, Robert Waldinger, compartió que el "practica la meditación diariamente e invierte tiempo y energía en sus relaciones."[172] Waldinger comparte más información sobre sus descrubrimientos en su TED Talk: https://youtu.be/8KkKuTCFvzI

Uno de los aspectos más maravillosos de las redes sociales es la habilidad para ponernos en contacto

---

[172] Mineo, 2017

con imágenes y puntos de vista que no están bien representados en los medios populares. Tuve una experiencia maravillosa liberando personas con lipedema y en las comunidades de Facebook sobre la gordura y la positividad corporal, especialmente en Instagram. ¡Encuentra nuevos amigos buscando #lipedema #lipoedema and #bodypo, entre otros!

## Liberación

Catherine Seo del The Lipedema Project y Kate Freeman, la co-directora del Center for Releasing han estado presentando varios eventos enfocados en el bienestar para personas con lipedema. Encuentre más: http://www.centerforreleasing.org/

Cosas que intentaré que me harán sentir más cómodo/a con mi cuerpo:

_____

_____

_____

## Libros Recomendados por Personas con Lipedema

Gracias al grupo de Facebook Lipedema Sisters USA. Algunas personas amablemente compartieron los libros que han hecho diferencia en sus vidas:

*You Can Heal Your Life* by Louise Hay

*The Gifts of Imperfection* by Brene Brown

*Loving What Is* by Byron Katie

*Presence* by Amy Cudy

*Things No One Will Tell Fat Girls* by Jes Baker

## Información sobre Apariencia Corporal

Jes Baker, el autor de *Things No One Will Tell Fat Girls,* ofrece gran cantidad de información sobre imagen corporal y salud mental aquí http://www.themilitant-baker.com/p/resources.html

## ¿Qué Cuidado Propio Realmente Funciona?

Recientemente fui a una presentación de negocios y el orador compartió la diferencia entre dos tipos de actitudes. La primera es "No, pero," donde cuando una idea es propuesta, la respuesta es negativa, y viene con una lista de razones por las cuales no es posible. La alternativa es una actitud "si, y," una herramienta estándar en el teatro de improvisación, donde el oyente reconoce que la idea del orador es posible y añade sus propias ideas a la mezcla.

Con un espíritu "Si, y" en mente, le animo a rellenar con un visto aquellas prácticas que te funcionen.

El cuidado propio no es tratarnos como bebés, sino cuidarnos como padres. De niña, sabía que el modo más sencillo de que mis padres pagaran cualquier cosa era si podía justificarlo como una potencial "experiencia educacional". Mi mamá estaba comprometida a que tuviera cualquier oportunidad posible para tener éxito. ¡Los invito a que se den las mismas oportunidades ustedes!

- ▶ Leer
- ▶ Disfrutar de la naturaleza

► Escuchar música

► Amistades

► Perdonar

► Tomar un baño

► Que te hagan un masaje de pies

► Reír

► Masaje de drenaje linfático manual

► Meditación

► Tener una buena noche de sueño

► Cepillarse eń seco

► Sentir emociones positivas

También es esencial reconocer que la naturaleza, los baños y la música pueden ser algo trivial durante emociones fuertes. Algunas veces molestarte, llorar, llamar a un amigo, o postear algo en un grupo de apoyo de Facebook puede ser lo que debemos hacer para manejar nuestros momentos más intensos

A few more questions:

¿Qué puedo hacer cuando ninguna de estas cosas suena atractiva?

_____

_____

_____

Menciona a dos personas y un grupo virtual que puedas buscar cuando estés muy molesto/a

_____

_____

_____

Mis prácticas de cuidado propio: ¿Qué me recarga? ¿Qué me repone cuando estoy por vaciarme?

_____

_____

_____

¿A quién puedo pedirle ayuda?

_____

_____

_____

¿A quién puedo pedirle apoyo?

_____

_____

_____

## Su Hoja de Permiso

Como su Terapeuta Certificada para el Linfedema, le doy permiso para:

▶ Sentir tus sentimientos, aun si incomodan a otros

▶ Comer alimentos que te gusten

▶ Disfrutar tu propio cuerpo

▶ Vestir prendas que te hagan sentir cómodo/a

▶ Dejar de "tener" que complacer a los demás

¿Para qué otra cosa quisieras permiso? Escríbelo aquí:

_____

_____

_____

## Conoce a Elizabeth Cook

Estas son algunas de las formas en las que Elizabeth Cook experimenta su lipedema.

### ¿Qué se siente tener Lipedema?

Físicamente, no conozco la diferencia. No creo que tenga dolor propio del lipedema aun, Esto te marca como un gordo inaceptable y anormal. No eres una persona gorda bonita con tobillos delgados y una piel perfecta, eres repulsivo con bultos, rollos de gordura, grasa sobre tus tobillos, grandes alas de murciéla-go en los brazos, y con imperfecciones por doquier. Cuando las personas dicen "Eres hermosa" yo solo reviraba mis ojos. Casi tan ridículo como las personas que dicen "¡No estás gorda!" cuando ellos, de hecho, quieren decir "No eres estúpida/floja/olorosa o todas las otras cosas malas que asocian con la gordura.

### ¿Cómo reaccionaron tus familiares y amigos a tu diagnóstico? ¿Cómo te apoyaron?

Realmente no hay mucho que puedan decir o hacer. Solo hay un aspecto de mi gordura. Nunca me criticaron, y mi esposo, en particular, nunca tiene nada que decir sobre lo que debo hacer para funcionar como una persona normal en la sociedad.

## ¿Cómo tratas tu lipedema?

Aprendí a amar mi cuerpo y a aceptarlo como mío, a apreciarlo por lo que puede hacer por mí en vez de tratarlo como un enemigo que necesita vencerse. Busqué en Health At Every Size (HAES), me muevo porque se siente bien, trato a mi cuerpo amablemente y lo alimento de adentro a afuera. tengo expertos que me apoyan – un entrenador personal, un osteópata – y compro cosas que necesito y disfruto, como prendas a la moda y maquillaje de calidad. Me trato como si mi cuerpo fuera perfecto a la vista de los demás, porque estoy llena de amor y amabilidad, y me aseguraré de respetarme a mí misma.

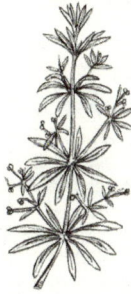

# CAPÍTULO 9
# NUTRICIÓN INTUITIVA

Empecemos con algunas palabras sobre el concepto de "peso saludable." En *The Obesity Myth*, Paul Campos, el autor, tiene esto que decir sobre el "supuesto" riesgo de la gordura:

Reponer todo el peso perdido deshace todos los aparentes beneficios de perder peso, hoy además crea nuevos problemas, como la presión sanguínea alta, crecimiento del corazón, e incluso daño renal... Estudios humanos a largo plazo muestran que casi todo el riesgo excesivo asociado a la obesidad puede explicarse con la mayor incidencia del ciclo de peso en personas obesas, ya que personas obesas con pesos estables tienen menos riesgos.

A pesar de que las personas muy gordas o muy delgadas mueren más jóvenes que el promedio, parece existir un rango límite de peso —que va desde un IMC alto en la adolescencia hasta uno regular entrando a los treintas— en el cual no existe correlación entre el peso y la mortalidad temprana.

Whoa, un momento. Esto es literalmente lo contrario a lo que nos han enseñado sobre peso y salud. ¿Y la investigación sobre la obesidad? Encuentra más sobre las limitaciones de la investigación actual de la obesidad basada en el IMC, visita la página de la nutricionista Fiona Walker: https://www.unpackingweightscience.com/

De hecho, en el estudio "Healthy Lifestyle Habits and Mortality in Overweight and Obese Individuals," se investigó el registro de más de once mil personas y encontraron que "los hábitos saludables de estilo de vida estaban asociados con una disminución en la mortalidad sin importar el IMC basal." Los hábitos de estilo de vida estudiados fueron "comer cinco o más frutas y vegetales al día, ejercitarse regularmente, consumir alcohol con moderación, y no fumar."[173] El artículo completo está en: http://www.jabfm.org/content/25/1/9.full.

Conclusión: es importante reconocer que aun si las personas pueden perder peso con dietas, los efectos limitantes y cíclicos del peso en el cuerpo son dañinos para la salud, así que hacer dieta no es una solución. Lo importante es enfocarse en la aceptación corporal, la resiliencia, la comunidad y el cuidado propio sin relación con el peso.

## ¿Qué es el Health at Every Size (HAES)?

El estudio "Size Acceptance and Intuitive Eating Improve Health for Obese, Female Chronic Dieters" encontró que "alentar la aceptación corporal, disminuir las tendencias a la dieta, y aumentar la concientización y respuesta a las señales del cuerpo mejoraba los indicadores de riesgo de salud en mujeres obesas y con patologías crónicas bajo dieta[174]. Según el estudio, "había cinco aspectos de la salud en cualquier programa terapéutico para la talla: aceptación

---

[173] Matheson, 2012

[174] Bacon et al., 2005

corporal, comportamiento alimenticio, nutrición, actividad, y apoyo social," y el programa "impulsaba a los participantes a aceptar su talla, mientras que, en el modelo con dieta, se enfatizaba la reducción de la talla (pérdida de peso)." Los postulados del manejo HAES usados en este estudio incluían:

▶ aceptación y respeto por la diversidad de las formas y tallas corporales;

▶ reconocer que la salud y el bienestar eran multidimensionales e incluían aspectos físicos, sociales, espirituales, emocionales, ocupacionales e intelectuales;

▶ promover la actividad física apropiada, disfrutable, alentadora e individualizada, más que el ejercicio enfocado en perder peso;

▶ promover la alimentación de un modo que equilibre las necesidades nutricionales, físicas, la saciedad, el apetito y placer:

▶ promover todos los aspectos de la salud y el bienestar para las personas de todas las tallas.[175]

---

[175] Bacon et al., 2005

Es importante conocer cuando rechazar ayuda profesional. Cerca del cuarenta y siete por ciento de los clientes del Dr. Stutz con lipedema tienen trastornos alimenticios[176] y algunas veces sufrir de ello significa que es increíblemente difícil leer información online sobre las dietas recomendadas para el lipedema sin alterarse. También debemos tener cuidado de no convertir la nutrición intuitiva y consciente en otra dieta para perder peso.

Lindsay Stenovec es una Nutricionista Certificada y Registrada para los Trastornos Alimenticios y se especializa en el tratamiento de trastornos alimenticios, imagen corporal, bienestar maternal y alimentación infantil. Es dueña de una clínica privada en San Diego, California, Nutrition Instincts, y un programa y una comunidad online sobre el bienestar corporal positivo para madres llamado The Nurtured Mama. Como muchos otros profesionales de la salud que conozco, ha trabajado con algunos clientes que pudieron haber tenido lipedema pero que nunca fueron diagnosticados o tratados.

---

[176] Stutz, 2016

Es un modo de enfocarse en la comida y el movimiento que enfatiza la sabiduría interna propia. Al final, la meta es alcanzar un lugar de sintonía donde el mundo interno (físico, emocional, cognitivo) y externo (familia, ambiente, cultura) puedan integrarse. Los fundadores originales -de la nutrición intuitiva- Elyse Resh y Evelyn Tribole establecieron diez principios que incluyen conceptos como rechazar la dieta mentalmente, hacer las paces con la comida, descubrir el factor satisfacción, respetar tu cuerpo, y la nutrición gentil. En nuestra cultura dietética, es común darles un valor moral a las elecciones alimenticias, quedar atrapada en un ciclo restringir-comer de más-repetir y/o considerar perder peso como indicador de salud o progreso con los cambios del estilo de vida. Desafortunadamente, esto puede llevar a cosas como más desconexión con el cuerpo, imagen corporal pobre y estrés – solo por nombrar algunos. La nutrición intuitiva ayuda a personas a eliminar los prejuicios sobre las experiencias y elecciones con la comida, entrar en contacto con sus apetitos e integrarse gentilmente a la nutrición como un factor en el "comer", mas no como el único.

Sin importar el diagnóstico o la circunstancia, entender nuestro estado físico, emocional y su impacto sobre las decisiones alimenticias es crítico para establecer una relación saludable con la comida. Sin importar de si se trata de una persona con diabetes, un trastorno alimenticio o una madre embarazada, ayudar a alguien a conectarse con su intuición lleva a resultados más sanos, tanto mentales como corporales.

Cuando pregunté cómo una persona con lipedema podía encontrar un nutricionista peso-incluyente, conocedor del HAES, Stenovec recomendó iniciar con una búsqueda en el website de la Asociación para la Diversidad de Talla y Salud https://www.sizediversityandhealth.org/ o buscar por podcast sobre HAES con buenos oradores. Ella dice, "a menudo, encontrar el orador o invitado del podcast puede llevarlo a alguien que ellos recomendarían en su área."

Para encontrar a un nutricionista especializado con la talla, Stenovac recomienda "preguntar directamente si usan HAES en su práctica. El HAES está lo suficientemente bien establecido en el mundo de la nutrición como para que un especialista profesional conozca sus principios.

Un par de preguntas que podríamos hacer es '¿Qué rol tiene el peso en su práctica y trabajo con clientes?' y '¿Cuál es su apreciación en la diversidad de tallas y las personas con cuerpos grandes que no buscan perder peso?'"

Stenovec también recomienda ampliamente trabajar con un terapeuta para los problemas relacionados con la alimentación, así como armar un equipo de apoyo de especialistas para todas las áreas:

Encontrar un entrenador personal o fisioterapeuta incluyente con las tallas también puede ser un recurso increíble para sanar la relación con el movimiento y su cuerpo. Además, especialistas similares en la medicina alternativa pueden ser una adición fantástica a su grupo de apoyo. Aunque pueda ser difícil localizar a alguien que se identifique como un especialista HAES, usualmente podemos pedirle que evite hablar del tamaño corporal de un modo irrespetuoso u opresivo. El debería escucharlo y honrar tal petición e, idealmente, ¡hacer más preguntas para aprender más![177]

Las consejeras Maria Paderes y Melissa Carmona hicieron un compendio de una gran lista de recursos en su artículo "Diversity Is A Good Thing: 80+ Eating Disorder & Body Image Providers & Activists." Encuentra más información aquí: https://www.threebirdscounseling. com/single- post/2018/03/18/ Diversity-Is-A-Good-Thing-80-Eating- Disorder-Body-Image-Providers-Activists.

Gloria Lucas creó la Nalgona Positivity Pride como un recurso para los pueblos indígenas y las personas de color que luchan contra los problemas alimenticios y la imagen corporal. Encuentra más en: https://www. nalgonapositivitypride.com.

Ragen Chastain comparte varias formas para manejar a la "Policía de la Comida" – personas quienes comentan sobre la elección alimenticia de otros- en su blog post: https://

[177] ¡Muchas gracias a Lindsay Stenovec quien usó el tiempo de su retiro por maternidad para compartir toda esta información con nosotros!

danceswithfat.wordpress.com/2018/05/28/all-the-bbq-none-of-the-fat-shaming/

El Centro para el Mindfulness de la UCSD ofrece un programa de concientización alimenticia. Encuentra más aquí: https://health.ucsd.edu/specialties/ mindfulness/ programs/ eating/ Pages/default.aspx

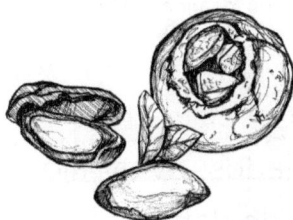

CAPÍTULO 10

# PROTECCIÓN Y CUIDADO DE LA PIEL

Aprendí mucho sobre la importancia del cuidado de la piel en mis clases como Terapeuta Certificada para el Linfedema. Es muy importante para las personas con linfedema porque su sistema linfático está comprometido y es más fácil que se infecten seriamente con un corte menor o una rasgadura. Además, la piel y la fascia en el lipedema puede ser menos elástica que en las áreas sin lipedema. Otro cambio potencialmente dañino en la piel incluye la "resequedad, infecciones fúngicas, celulitis y la ralentización de la curación de heridas."[178]

## Sobre el Cuidado de la Piel

Según Williams & MacEwan, "el cuidado de la piel y la protección incluye lavarse diariamente la piel, usar

---

[178] Herbst, 2012

emolientes apropiados, evitar alérgenos y la prevención o tratamiento de daños en la piel como raspones, infecciones micóticas, quemaduras, picaduras de insectos o laceraciones."[179]

¿De qué debemos estar pendientes? Según Williams y MacEwan, "Los pliegues cutáneos pueden enrojecerse e infectarse, y algunas personas pueden sentirse incómodas con el cuidado personal si su movilidad se ve afectada. Puede necesitar productos antisépticos, antimicóticos u otros."[180]

¡Cuidado con Precaución!

Para las personas con lipedema, la presión puede causar dolor intenso, por lo que es importante tener cuidado con las muestras sanguíneas, inyecciones, y los manguitos para tomar la presión. De hecho, los manguitos pueden producir lecturas alteradas si la persona sufre de un alto nivel de dolor por el lipedema y especialmente si hay mucha grasa en el brazo donde se toma la presión. La presión sanguínea ya puede

---

[179] Williams & MacEwan, 2016
[180] Williams & MacEwan, 2016

estar aumentada porque a menudo se mide inmedia-tamente después de que las personas se pesan, lo cual es muy estresante para aquellos con lipedema. Pida una lectura manual de la presión sanguínea en vez de usar máquinas automatizadas.

## Cómo Podemos Ayudar A Nuestra Piel

Mantener la piel limpia e hidratada es el mejor consejo para las personas con lipedema, pero ¿qué más pode-mos hacer?

Busca ayuda médica si tienes una herida abierta que no está sanando normal o si sospechas que tienes lin-forrea. Cuando los fluidos linfáticos se filtran a través de la piel, se le conoce como linforrea. Esto puede suceder en personas con linfedema. El fluido claro puede aparentar ser inofensivo, pero es cáustico y dejarlo en la piel causará una herida. Por favor, busca ayuda médica y evita usar lociones con ceras.

¡Los pliegues cutáneos pueden sudar! Prueba InterDry, un dispositivo que absorbe la humedad, con plata antimicrobiana o algo similar para reducir la humedad e inflamación.

Además, puede aparecer hiperqueratosis en personas con lipedema y linfedema. Lea más sobre las recomendaciones del consenso de heridas de UK en el manejo de la hiperqueratosis sobre los miembros inferiores aquí: http://lohmann-rauscher.co.uk/downloads/Consensus-on-Hyperkeratosis-of-the-Lower-Limb-14782450 71. pdf

Cepillarse en seco puede utilizarse como una técnica adicional de drenaje linfático.[181] También es un exfoliador gentil y muchas personas disfrutan el efecto que tiene sobre el modo que luce y se siente su piel. Hablamos del cepillado en seco en el Capítulo 6 con más detalle.

La terapia eléctrica ha demostrado mejorar las "propiedades biomecánicas de la piel, llevando a suavizar la superficie de la dermis e hipodermis"[182]

El drenaje linfático es importante para la salud de la piel si no está fluyendo apropiadamente. Ehrlich et al. Dice que "a medida que el linfedema progresa a

---

[181] Williams & MacEwan, 2016

[182] Siems et al., 2005

etapas avanzadas, el estancamiento de los fluidos (estasis linfático) causa el crecimiento anormal del tejido (fibrosis) y la acumulación de grasa llevando al endurecimiento del tejido que no se eleva al presionarse (edema sin fóvea).[183] El cambio progresivo del tejido es la razón de por qué el drenaje linfático es importante para el tratamiento del lipedema con linfedema, aun si no reduce el tamaño.

¡Diviértete con el Cuidado de la Piel!

En su post "Día de spa= Día de piernas," Marta, del blog Nutrición vs Lipedema, comparte sus recetas favoritas para la piel, incluyendo un exfoliante para las piernas con aceite de coco, aguacate, sal de Himalaya y jugo de toronja. Encuentra sus recetas en: http://nvlblog. com/ en/2018/02/17/spa-day-my-legs-day/ and follow her on Instagram at @nutritionvslipoedema.

Cómo puedo proteger mi piel:

_____

_____

_____

---

[183] Ehrlich et al., 2016

## Conoce a Amy Victoria Fretwell

Estas son algunas de las formas en las que Amy Victoria Fretwell experimenta su lipedema.

## ¿Cómo se siente tener lipedema?

El lipedema se siente como una carga, una que debes llevar encima todo el día. No sólo física, sino psicológica. Siempre le pregunto a las personas si normalmente piensan en sus extremidades en el día, ¿se percatarán de sus piernas o brazos, de cómo se siente? Todos dicen que no, ellos están inconscientes de sus miembros lo cual es normal y entendible. Sin embargo, las personas con lipedema, como yo, somos conscientes de nuestros miembros todo el día debido al peso, los dolores, las molestias. Para mí, físicamente siento una pesadez, un hormigueo cuando sudo, mayormente en mis piernas, no tanto en mis brazos.

Mentalmente lucho con el pensamiento de que mis piernas siempre continuarán creciendo, de que sé lo que me depara el futuro con mi salud y movilidad y cómo me afectará durante la menopausia.

## ¿Cómo reaccionaron tus familiares y amigos a tu diagnóstico? ¿Cómo te apoyaron?

Soy afortunada. Mi familia y amigos han sido increíbles. Fue un gran alivio tener el diagnóstico. Conocer que no me estaba volviendo loca. Mis padres me apoyaron todo el camino, incluso en el inicio me dijeron que estaba bien y que no había nada malo conmigo, lo cual les natural. Tengo el apoyo de mi novio y mis amigos. El lipedema es un tema que normalmente discutimos, ellos están bien educados también.

## ¿Cómo tratas tu lipedema?

Yo uso Fascia Blaster, cepillado en seco, masajes diarios y el masajeador Thumper. Ninguno de esos dispositivos ha hecho desaparecer los depósitos de grasa, pero disminuyeron mi dolor y la hinchazón. Mi favorito y el más fácil de usar es el Thumper, esto me da el mayor alivio y relaja mis piernas. El Fascia hace sentir mis piernas más suaves y ligeras, el cepillado en seco no tiene efecto físico para mi aún, sin embargo, creo que a largo plazo es fantástico para los linfáticos.

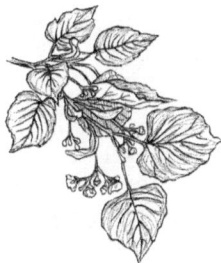

# CAPÍTULO 11

# TRABAJANDO CON LIPEDEMA

Para muchas personas, el lipedema es una enfermedad crónica que impacta cada faceta de su vida. Le he pedido a muchas personas con lipedema de todo el país que compartan sus consejos de cómo tienen carreras exitosas mientras que lidian con los síntomas del lipedema. Me enfoqué en los ajustes que hicieron para poder trabajar en un ambiente laboral, ya sea trabajando desde su casa o en una oficina.

Antes de ir con los tratamientos, me gustaría que tomara algunos minutos para responder las siguientes preguntas.

Cuénteme de los síntomas con los que está lidiando por tener una carrera mientras lucha con el lipedema:

_____

_____

_____

Cuénteme que desearía decirle a una amiga si ella tuviera los mismos problemas:

_____

_____

_____

¿Todas las personas del mundo con lipedema enfrentan los mismos problemas?

_____

_____

_____

¿Cuál fue el impacto del lipedema en tu vida laboral, y cómo te fortalece o complica eso?

_____

_____

_____

¿Quién eres como profesional? (¿Cuál es tu experiencia laboral? ¿Algunos proyectos de los que estés orgullosa?)

_____

_____

_____

¿Cómo mantienes tu carrera durante una crisis de salud?

_____

_____

_____

## Ideas para ajustar tu espacio de trabajo para mejorar tu flujo linfático

¿Tu espacio de trabajo podría ser más cómodo con una silla ergonómica?

Muchas personas con lipedema creen que tener un banquito debajo de su escritorio para elevar las piernas reduce la hinchazón.

Un convertidor de escritorio de pie puede darle la opción de sentarse o estar de pie en su oficina.

Una máquina de hacer ejercicios bajo el escritorio o una HOVR son otras dos opciones.

¡Yoga en su escritorio! Inténtelo guiándose de "Yoga for Adriene": https://youtu.be/tAUf7aajBWE

## Otras ideas para hacer más cómodo tu espacio laboral:

Ragen Chastain comparte consejos para lidiar con compañeros gordofóbicos aquí: https://danceswithfat.wordpress.com/2018/04/15/dealing-with-a-fatphobic-coworker/

Gloria Lucas, la fundadora de Nalgona Positivity Pride, vende aquí un poster 11x17 "Body Positive Zone" que puedes colgar en tu oficina: https://www.etsy.com/shop/ NalgonaPositiveShop

## Yendo al trabajo y Vuelta a casa con Lipedema

Estos son algunos consejos que aprendí de personas con lipedema que tienen problemas para entrar y salirse de vehículos:

Entra al vehículo de espaldas. A algunas personas les resulta más fácil ir de espaldas, flexionar sus rodillas, y luego sentarse en el carro.

Hala tu pantalón bajo la rodilla y mete tu pierna en el carro.

Si usas un bastón, úsalo como palanca para levantar tu pierna.

Usa un levantador de piernas, lo venden online.

Usa un banquito pequeño y lo colocas entre el carro y la puerta abierta. Móntate en él, y luego entra.

Hay un dispositivo llamado HandyBar que cabe en la puerta del carro y puede ayudarte a levantarte o sentarte.

En un apuro, usa la correa de tu bolso como gancho para levantar tu pie y llevarlo al carro.

## Viajar con Lipedema: Consejos para Volar

Diferentes aerolíneas tienen diferentes políticas para acomodar (o NO) a los clientes de "talla". Sarah

Thompson, comparte que "usted puede solicitar un extensor de cinturón cuando aborde o después de sentarse. También puedes llevar el tuyo, pero algunas aerolíneas no te dejarán usar algo que no es de ellos (si es que se percatan que lo estás usando) Las extensiones de cinturón para aviones pueden comprarse en Amazon, ¡y usted puede comprarlas para carros, vans, camiones! Puedes encontrar la entrevista completa en la website: LipedemaTreatmentGuide.com.

Muchas aerolíneas publican sus políticas online. Aquí están algunas de ellas:

- ▶ Southwest: https://www.southwest.com/html/customer-service/extra-seat

- ▶ Alaska Air: https://www.alaskaair.com/content/travel-info/policies/seating-customers-of-size

- ▶ United: https://www.united.com/ual/en/us/fly/travel/special-needs/extra-seating.html

- ▶ American Airlines: https://www.aa.com/ i18n/travel-info/special-assistance/special- assistance.jsp

▶ Delta: https://www.delta.com/content/www/ en_US/traveling-with-us/special-travel-needs/ require-extra-seat-space.html

## Más información sobre volar

Lee más tips de Sarah Thompson en https://www. resilientfatgoddess.com/blog/flyingwhilefat

Tips de Jes Baker: https://www.ravishly.com/2015/09/17/ tips-flying-while-fat

Usa tu compresión mientras vuelas; algunas personas incluso usan doble compresión.

Recuerda hacer una caminata corta sempre que puedas.

Bebe mucha agua. Te mantendrá hidratada y te animará a caminar al baño.

¡Intenta el yoga de avión! Mira el video de Yoga con Adriene aquí: https://youtu.be/OHTcr7F1QiY

Susan DeCristofaro, RN, MS, OCN, del instituto para el Cancer Dana- Farber, comparte algunos ejercicios simples del método Lebed para disminuir la hinchazón del linfedema. Algunos se basan en el uso de sillas, por lo que pueden realizarse en el avión. También es fácil traerse una banda de ejercicios al avión para ejercitar los brazos. Mira el video aquí: https://youtu. be/ dFg4CxiSrG4

El cepillado en seco y usar la piscina del hotel son dos modos de mover los fluidos linfáticos estando de vacaciones. El blog post de Fat Girl Flow contiene el secreto sobre compañías de trajes de baños para tallas grandes, ¡con precios y tallas! https://www.fatgirl-flow.com /where-to-find-plus- size-swimwear/

Algunas personas tienen un drenaje linfático manual antes y después de un vuelo, especialmente si es largo. ¿Cómo puedes encontrar un Terapeuta Certificado en Linfedema en vacaciones? El Lipedema Provider Directory es un gran recurso: http://lipedemaproject. org/lipedema-lipoedema-lipodem-provider-directory/

## Alrededor de la Ciudad con Lipedema

Doné algo de dineropara el arranque de una aplicación prometedora. AllGo está diseñada para ser un recurso para todos aquellos con cuerpos grandes. Los participantes pueden dar reviews de espacios públicos, tiendas, restaurantes y más. La meta es conseguir datos de muchas fuentes sobre la accesibilidad para que podamos tomar decisiones informados, antes de aparecernos en un sitio que no puede hospedarnos. Encuentra más en https://www.canweallgo.com.

Ample App es otra opción. Encuéntralos en: https://www.isitample.com.

## Conoce a Fadalia Gray

Estas son algunas de las formas en las que Fadalia Gray experimenta su lipedema:

## ¿Cómo se siente vivir con lipedema?

Tener lipedema es humillante para mí. No sólo sufro de una deformidad física que afecta más del 70% de mi cuerpo, me siento abandonada por mi sistema de salud, y juzgada por querer ayuda.

Como mujer con Lipedema, nos vemos flojas, gordas, como si comiéramos mal, y demasiado estúpidas como para cuidarnos por nosotras mismas. Nada de esto es necesariamente cierto, y por tanto, el modo en el que el mundo me juzga tampoco lo es. Tener lipedema me hace sentir como un fracaso porque no puedo estar saludable y activa, y como una perdedora -sin quererlo- porque no puedo interactuar con las comunidades fitness y de salud con las que me identifico en un nivel intelectual y emocional. Tener lipedema me hace sentir sola, porque tengo un estilo de vida estricto y directo, pero me veo y muevo como alguien que no lo tiene. Mi compañía es indeseada por otras personas que viven como yo, porque me desestiman debido a mi deformidad y el impacto que tiene en mi habilidad de participar en actividades que puedo disfrutar.

Tener lipedema me hace sentir como un fracaso obeso. Me hace sentir como si estoy atrapada en un cuerpo que se infla de adentro hacia afuera, y me envuelve en un dolor infinito. Tener lipedema es sentirme como si terminara mi vida, porque no veo futuro donde no me vuelva más y más deforme hasta que no tenga alguna alegría restante.

## ¿Cómo reaccionaron tus familiares y amigos al diagnóstico? ¿Cómo te apoyaron?

Mi familia y amigos han luchado por entender mi diagnóstico. Mi madre y mi hermana tienen lipedema estado 1, y entienden la carga emocional. Mi hermana casi murió de anorexia y tiene un trauma por crecer escuchando que sería bonita si no tuviera unas piernas tan gordas.

Ellos no entienden mi dolor físico tan bien, porque no han experimentado la progresión. No necesitan compresión, por lo que no entienden la carga de vestir eso siempre. Mis amigos son grandes personas; ellos entienden que hay actividades que no puedo hacer y nunca me humillaron.

Mi primer prometido quería ayudarme con mis cirugías. Fue un gran apoyo en ese aspecto, y no estaba preocupado por la carga económica que enfrentaríamos. El hombre con el que me casé está igualmente motivado a ayudarme, y nunca se queja de mi salud.

Tengo algunos amigos activos y saludables quienes simplemente no entienden lo que es vivir con una enfermedad, en general, pero eso no me afecta. Sólo no me hago tan cercana a ellos, ¡así como a personas que me piden que haga cosas que saben que no puedo hacer!

## ¿Cómo tratas tu lipedema?

Encuentro mucho alivio con el aceite CBD. La neuralgia ha disminuido significativamente, pero el costo es muy alto como para mantenerlo. Uso compresión 40-50 de pierna completa cada día. Ahora uso compresión en brazos también. He tenido dos cirugías en mis piernas y espero tener al menos tres más.

Debido a la progresión de nuestra enfermedad, si no controlamos la salud de nuestra pierna, tendré que volver a la escuela a intentar encontrar una carrera que se acople a mi discapacidad. No podemos estar sentados o de pie todo el día, y necesitamos movernos, buscando la posibilidad de levantar nuestras piernas de vez en cuando. Si no tengo la capacidad académica para lograrlo, terminaré necesitando asistencia social, o trabajando hasta que la salud de mi pierna me ponga en una silla de ruedas y requiera más cuidados del gobierno. Las cirugías son lo único que puede prevenirlo.

Trato de nadar cuando puedo, y mantener el final de mi cama elevado en el verano, cuando mi hinchazón es bastante grave. He lidiado con la adicción al alcohol y los opioides para controlar el dolor, pero el CBD puede prevenir eso si puedo pagarlo. Estoy entrenándome en DLM, y uso ventosas móviles e hidroterapia fría para satisfacer los requerimientos físicos de mis tejidos.

Trato de hacer Yoga, y tengo un par de botas Kangoo. Parecen tontas, pero dado que están rebotando, de hecho, son buenas para nuestros linfáticos y gentiles sobre nuestras articulaciones dañadas. Nadar es lo mejor, pero es caro y difícil de incluir en un horario debido a las piscinas públicas disponibles. Solía escalar, pero mis tejidos están muy delicados para eso ahora.

PARTE 3

# INTERVENCIONES QUIRÚRGICAS PARA EL LIPEDEMA

CAPÍTULO 12
# LIPOSUCCIÓN PARA EL LIPEDEMA

La liposucción es un tratamiento quirúrgico para disminuir algunos síntomas del lipedema. La web de la Fat Disorders Resource Society dice "la liposucción puede ser necesaria si hay mucho dolor, si su marcha o movilidad está alterada o si siente sobrecarga en alguna de sus articulaciones, como la rodilla."[184] Contrario a las creencias populares de nuestro país, el propósito de la liposucción en el lipedema no es 100% sobre lograr resultados estéticos o perder peso. Según "Specialist approaches to managing lipedema" de Amy Fetzer, los pacientes que se someten a una liposucción tumescente reportan que "el dolor, el edema, la movilidad, la apariencia física y la calidad de vida mejoraron significativamente, mientras que

---

[184] Liposuction, n.d.

muchos afirman una disminución del hematoma asociado a lipedema," pero "la liposucción no es curativa
y... debe mantener un estilo de vida saludable luego
de la cirugía."[185]

Compartiré información sobre lo que debe hacer
antes de su cirugía, el día de su cirugía y luego de
la operación. Haré este capítulo corto porque es
muy importante seguir las instrucciones de su cirujano plástico al pie de la letra. Algo para recordar: la
liposucción no cura ningún trastorno venoso o linfático subyacente, así que un porcentaje de personas
con lipedema seguirán ameritando tratamientos conservadores, incluso luego de que se completan todas
sus cirugías. El mayor obstáculo por superar es que
muchos seguros de salud no le reembolsarán el costo
del procedimiento. Un buen lugar para comenzar con
su investigación sobre la cirugía como tratamiento
para el lipedema es viendo el video de Youtube del Dr.
Herbst "Should I Get Surgery" de la conferencia online
del 2016 de al Fat Disorders Resource Society (FDRS)
https://youtu.be/SKrteVQcDp0.

---

[185] Fetzer, 2016

## Antes de la Cirugía

*Recopilando información para Su Carta de Necesidad Médica para la Cirugía*

Cuando existe un producto o tratamiento que su compañía de seguros no cubre automáticamente, ellos requerirán un documento de su médico llamado carta de necesidad médica. El Dr. Herbst dio una maravillosa presentación en la conferencia de la FDRS en 2016 donde explicó muchas de las preguntas que deben responderse en su carta de necesidad médica para la cirugía, incluyendo:

▶ La historia de su lipedema desde que era niño hasta el presente – ¿Cómo cambió o empeoró?

▶ ¿Qué problemas actuales son causados por el lipedema? ¿Hay cambios en sus actividades diarias de rutina?

▶ ¿Hay antecedentes familiares de lipedema? ¿Quién más tiene o ha tenido lipedema y cómo se encuentra?

▶ Una lista de las cosas que has intentado para mejorar tu lipedema y si han funcionado o no

▶ Información sobre alguna biopsia, muestra de tejido, o imágenes anormales realizadas y qué revelaron[186]

Los grupos de Facebook para personas con lipedema pueden ser fuentes excelentes para crear tu paquete y entregarlo a la compañía de seguros. El grupo "The Lipedema Sisters USA" en Facebook tiene varios archivos útiles en su grupo.

### Preguntas de la Entrevista con el Cirujano Plástico

Primero lo primero: ¿dónde puede encontrar un cirujano plástico que pueda usar la liposucción para remover la grasa del lipedema? Una buena fuente para encontrar cirujanos y otros especialistas que conozcan sobre el lipedema es el Directorio de Especialistas en Lipedema del "Lipedema Project". Encuéntrelo aquí: http://lipedemaproject.org/lipedema-lipoedema-lipodem -provider-directory.

---

[186] Herbst, 2016

La Fat Disorders Resource Society tiene una lista de las preguntas importantes a hacerle al cirujano antes de que decida proceder con la liposucción, incluyendo, "¿Cómo define un procedimiento exitoso – menos dolor, resultados estéticos, disminución de la progresión de la enfermedad? ¿Probará mi función linfática antes de la cirugía?" y "¿Cuál es la diferencia entre la liposucción con grasa normal y grasa de lipedema?"[187] encuentra la lista completa de preguntas aquí: https:// www.fatdisorders. org/ liposuction.

¿Qué tipo y cuantas cirugías necesitará? Algunos pacientes necesitan varios tipos diferentes de cirugías de liposucción, con semanas o meses entre procedimientos. Otros necesitan cirugía reductiva, es decir, escisión y resección, la cual incluye la "escisión de grandes depósitos localizados de tejido lipedematoso, o bultos, lo cual posiblemente incluya la piel circundante." Esta cirugía puede mejorar la calidad de vida, la marcha y la movilidad dado que "el desarrollo de estos bultos causa la desviación hacia adentro de las rodillas (deformidad en valgo) o la caída hacia el lado afectado (ptosis) y, en casos severos, conlleva a

---

[187] Liposuction, n.d.

la incapacidad de caminar, impactando en gran manera la vida del paciente."[188]

Mis preguntas para la entrevista con el cirujano:

_____

_____

_____

## ¿Muy viejo para la cirugía?

Así seas un buen candidato para cirugía o no, esta es una pregunta que sólo puede ser respondida por tu cirujano plástico. ¡Un estudio puede darle algo de esperanzas a aquellos que piensan que quizás son muy viejos! El estudio alemán "Treatment of ederly patients with advanced lipedema: a combination of laser-assisted liposuction, medial thigh lift, and lower partial abdominoplasty" comparó cirugías realizadas en "tres mujeres de entre 55-77 años, con lipedema avanzado en piernas y múltiples comorbilidades." ¿Los resultados? Según los cirujanos, "no se observaron efectos adversos graves" y "la satisfacción del paciente fue alta."[189]

---

[188] Lontok et al., 2017

[189] Wollina et al., 2014

## ¿Te Estás Nutriendo Bien Antes de la Cirugía?

Nutrir nuestros cuerpos es vital, especialmente antes y después de la cirugía. En el estudio "Low Albumin levels, more tan morbid obesity, are associated with complications after TKA," Nelson et al encontró que bajos niveles de albúmina en sangre, debido a malnutrición, causaba peligrosas complicaciones después de la cirugía de reemplazo total de rodilla.[190] Antes de la liposucción o cualquier cirugía, asegúrese de discutir la nutrición apropiada con su cirujano. El estudio "The Impact of Pre-Operative Weight Los son Incidence of Surgical Site Infection and Readmission Rates After Total Joint Arthroplasty," encontró que perder peso no disminuía el riesgo quirúrgico de infecciones operatorias y reingresos luego de la cirugía de artroplastia articular total.[191]

## El Día de la Cirugía

Es importante que siga las recomendaciones de su cirujano para prepararse para la cirugía. Estas pueden

---

[190] Nelson, 2015

[191] Inacio et. al, 2013

incluir el limitar algunos complementos. Una cosa que puede que su cirujano no le explique bien es qué empacar el día de la cirugía y qué tener en su casa o habitación cuando le den de alta médica. Mi lista para el post-quirúrgico:

- ▶ Ropa suelta, fácil de poner y quitar

- ▶ Si le gustan los Aceites Esenciales, meta su aceite esencial de lavanda, aceite esencial de rosa, aceite esencial de naranja/limón, aceite esencial de geranio o aceite esencial de incienso y un difusor favoritos.

- ▶ Laxante (Si lo recomienda el medico)

- ▶ Centros de cama

- ▶ Almohadillas

- ▶ Toallitas para bebés

- ▶ Pantuflas

- ▶ Reposapiés

- ▶ Kit de primeros auxilios y vendajes como los que usa su cirujano

▶ Un gran espejo de mano

▶ Funda plástica para el colchón (hace que sea más fácil levantarse de la cama)

▶ Puedes usar tu tabla de planchar como soporte si no puedes agacharte fácilmente

▶ Asegúrate que tu refrigerador esté lleno de comidas fáciles de preparar e ingerir. Un paciente me mostró Amazon Fresh, un servicio de entrega de comestibles, una gran opción para tener tus víveres cuando no puedes ir a la tienda.

Tu lista postquirúrgica:

_____

_____

_____

_____

_____

_____

_____

_____

_____

_____

¿Alguien estará contigo durante la cirugía? El Dr. Herbst compartió algunos consejos sobre cómo ser un "ayudante" durante la cirugía de liposucción para el lipedema aquí: http://www.lipomadoc.org/uploads/5/0 / 4/8/5048532/being_a_second_in_dr_stutz_surgery. pdf

## Después de Tú Cirugía

*Ejercitarse es Importante después de la Liposucción*

He escuchado de muchas personas que ellos ganan peso en la barriga (grasa visceral) después de la liposucción de las piernas. En el estudio "Liposuction induces a compensatory increase of visceral fat which is effectively counteracted by physical activity: a randomized trial," Benatti et al. encontró que el "entrenamiento es capaz de contrarrestar el crecimiento compensatorio de la grasa visceral inducido por la liposucción en mujeres de peso normal" y que hay un "efecto protector del ejercicio en cuanto a el crecimiento compensativo de la grasa visceral en respuesta a la liposucción."[192]

---

[192] Benatti et al., 2012

Las rutinas de los participantes del estudio empezaron dos meses después de la cirugía y fueron seguidas por cuatro meses. El entrenamiento consistió en un calentamiento de cinco minutos "seguido de ejercicios de fuerza [ocho ejercicios para los grupos musculares mayores; de uno a tres sets (durante la primera semana como periodo adaptativo al entrenamiento) de ocho a doce repeticiones por ejercicio; 30 min/sesión] y de ejercicios aeróbicos en una cinta de correr (30-40 min/sesión) con una intensidad que corresponda a umbral de compensación respiratoria [aprox. 75% del consumo máximo de oxígeno (VO2 max)] monitoreado usando un monitor cardiaco." No hay restricción dietética.[193]

El estudio no menciona que algún participante esté diagnosticado con lipedema, pero imagino que los consejos serían similares para aquellos que les removerán tejido adiposo del lipedema. Consulte con su cirujano plástico para asegurarse.

---

[193] Benatti et al., 2012; brackets in the original

La cirugía no cura el lipedema. Carolina Sprott da su experiencia postcirugía para lipedema en este post: https://www.lipoedemmode.de/lipoedem-angst/

## ¿Cómo Disminuir la Hinchazón Después de la Cirugía Plástica?

Si estás siguiendo todas las ordenes postquirúrgicas de tu doctor y aún luchas con la hinchazón, te recomiendo el masaje de drenaje linfático manual. El cuerpo se libera de la hinchazón con el sistema linfático, por lo que este masaje te ayudará a disminuir la inflamación. Si estás fuera de la ciudad para tu recuperación quirúrgica, házmelo saber e intentaré encontrarte a un Terapeuta Certificado que pueda ayudar. Por otro lado, quizás el Directorio Médico de Lipedema del Lipedema Project quizás pueda ayudarte a encontrar un terapeuta en tu localidad. Puedes encontrarlo online aquí http:// lipedemaproject.org/ lipedema-lipoedema-lipodem-provi der-directory/

## Conoce a Erika Martin

Estas son algunas de las formas en las que Erika Martin experimenta su lipedema:

## ¿Cómo se siente tener lipedema?

Para mí, tener lipedema es como usar pesas de agua en los brazos y piernas. Ellas cambiarán de forma y tamaño dependiendo de la hinchazón y dolerán. Para el final del día, el tejido será más suave y en la noche sentiré molestias en la parte baja de mis piernas y mis tobillos, donde es peor.

Siempre fui una niña y adolescente muy activa. Jugué deportes cada temporada. En secundaria fui atleta del año, una jugadora de tenis estatal, y empecé a correr largas distancias. Mi cuerpo estaba cambiando también.

Durante mi adolescencia y mis veintes, a pesar de que seguía corriendo, al menos 25 millas a la semana, corría la mitad de los maratones regularmente, mis piernas se hicieron más grandes, pesadas y gordas. No se veían para nada como las de mis amigos corredores. Estaba delgada en todos lados, tenían excelentes abdominales, pero piernas gordas y dolorosas.

Después de que una prima mencionó ser diagnosticada con lipedema, presumí que podía tener eso también e investigué. ¡Sonaba justo como yo!

## ¿Cómo reaccionaron tus familiares y amigos a tu diagnóstico? ¿Cómo te apoyaron?

Cuando le dije a mi familia que tenía lipedema, ellos estaban aliviados. Ellos, como yo, no entendían por qué su hija atlética tenía una forma corporal extraña. Ellos sabían lo devota que era con el fitness. Era la adolescente que pedía una cinta de correr en Navidad y la usaba diligentemente cada invierno.

Todos investigaron por su cuenta y mi mama voló a ayudarme cuando tuve mi primera cirugía. Mi esposo es increíble y me ayudó a pagar por la cirugía, procurando que estuviese "reparada" incluso antes de comprar nuestra primera casa.

## ¿Cómo tratas tu lipedema?

Mantengo mi lipedema con ejercicio diario mientras uso la compresión. También uso una bomba para las pantorrillas en las noches y tengo DLM una vez a la semana. Tomo selenio y rusco.

Recientemente, tuve las primeras dos cirugías para remover el lipedema. Estoy feliz de haberlo hecho. Ese molesto dolor en mis tobillos desapareció. Y mis piernas se sienten ligeras y libres de las pesadas bolsas de agua.

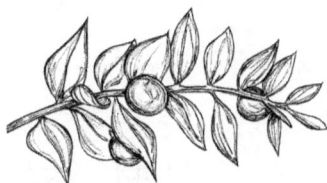

# CAPÍTULO 13

# SI ESTÁS NERVIOSA ANTES DE LA CIRUGIA

Tuve una cirugía reconstructiva casi hace una década, después de un accidente esquiando, y me sentí cómoda porque tenía pensamientos positivos sobre mi recuperación. En contraste, la cirugía del 2016 para remover el cáncer de piel de mi cara no fue tan buena porque pasé tiempo buscando los peores escenarios en Youtube en vez de pensar positivamente.

Cuando tengo una experiencia traumática, trato de encontrar un modo de usarla positivamente para ayudar a otros. Después de mi cirugía y recuperación, busqué por las respuestas que no encontraba antes de mi operación - ¿cómo pueden disminuir la ansiedad y mantener su mente enfocada las personas que están por operarse?

Tuve suerte de encontrar el libro de Peggy Huddleston *Prepare for Surgery, Heal Faster* en 2017. Su método de enfocarse sobre imágenes positivas antes de la cirugía ha disminuido los niveles de ansiedad en pacientes, así como el menor uso de medicación para el dolor, con una mejor recuperación después de la operación. El poder de enfocarse sobre imágenes positivas personalizadas se ha documentado en estudios de investigación en la Lahey Clinic (Escuela de Medicina de Tufts) y En el Centro Médico de Diáconos Beth Israel (Escuela de Medicina de Harvard).

Después de leer su libro, busqué la oportunidad de entrenar personalmente con Huddleston y ahora ofrezco talleres privados en San Diego basados en los métodos e investigaciones de su libro. Este programa de una hora ayuda a enfrentar la cirugía con muchas de las herramientas que necesitamos para usar la imaginación positiva personalizada para disminuir la ansiedad antes de operarnos.

Conozco toda la ansiedad que puede causar una cirugía. Invierta una hora de su tiempo en aprender cómo puede usar la imaginación positiva personalizada familia y amigos y tu equipo para mejorar luego de una cirugía ortopédica, plástica o reconstructiva.

PUNTO IMPORTANTE: Si te sientes muy ansioso de repente, después de la cirugía y sientes que no puedes respirar bien, visita la sala de emergencia DE INMEDIATO. Pueden ser los síntomas de un embolismo pulmonar.

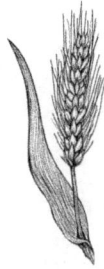

# CAPÍTULO 14
# DRENAJE LINFÁTICO MANUAL DESPUES DE LA LIPOSUCCIÓN PARA EL LIPEDEMA

## Qué Esperar Luego de su Masaje de Drenaje Linfático Manual

Estos consejos son lo que les doy a mis clientes luego de su masaje linfático:

Trabaja primero sobre tu abdomen y cuello para estimular a tu sistema linfático a empezar a trabajar con mayor velocidad. Luego masajea los nodos linfáticos de las axilas o caderas, las que estén más cercanas a su área hinchada. Luego, usando movimientos de estiramientos suaves, estimulo el flujo de la linfa para alejarlo del área hinchada y que entre el sistema linfático para volver al corazón. Este sistema continuará trabajando duro para remover la hinchazón lo mejor que pueda por un tiempo luego del masaje. Ponte tus prendas de compresión en cuanto sea posible luego del DLM. La relajación y elevación del área inflamada puede mejorar el flujo.

¡Bebe mucha agua! El agua es esencial para tu cuerpo. Reducir la toma de agua no disminuirá la inflamación.

Puede que orines más a medida que tu cuerpo reduzca la inflamación del área afectada y te puedes consti- par menos debido al masaje abdominal profundo que actúa como tratamiento.

Así como los datos y consejos que compartí en este libro, el drenaje linfático manual no es una solución mágica o rápida. Tu inflamación no se resolverá com- pletamente en una sesión.

## Conozca a Michelle Kohn

Estas son algunas de las formas en las que Michelle Kohn experimenta su lipedema:

## ¿Qué se siente tener lipedema?

Físicamente, como una pesadez constante, dolorosa, y una hinchazón horrible en mis piernas, particularmente en mis pantorrillas y tobillos. Luego de 35 años viviendo con esto, ha causado estragos en mis rodillas y caderas. El modo de caminar también se alteró los últimos años.

## ¿Cómo reaccionaron tus familiares y amigos a tu diagnóstico? ¿Cómo te apoyaron?

Psicológicamente, el lipedema se siente como la broma más cruel. Aunque no es mortal, más allá de la depresión subsecuente al trastorno, el hecho de que es raramente diagnosticada te deja sintiéndote impactada y medio fuera de sí. Cuando sabes que estás haciendo todo lo posible en cuanto a comer correctamente y ejercitarte, y aun así tus doctores insisten que no haces lo suficiente, te desquicia poco a poco. Además, no hay explicación del por qué el peso se acumula donde lo hace, en la cantidad que lo hace. También hay poca explicación sobre la hinchazón. He aprendido que cuando un doctor no entiende bien qué es lo que pasa, rápidamente le echan la culpa al paciente.

Mi familia se alivió al conocer que yo tenía lipedema y que había un diagnóstico para eso. Desafortunadamente, mi mamá no entendió mis "problemas de peso" al crecer. Ella era modelo cuando era joven, y para ella no se veía bien que su hija fuera tan significativamente desproporcionada.

Viví en un ciclo de dietas desde los 10 años en adelante. Cuando descubrí mi diagnóstico, ella por supuesto lamentaba el no haber sabido. Se sintió particularmente culpable porque ella trabajó en el área médica la mayor parte de su vida. En general, mi familia me apoyo mucho con los cambios de estilo de vida que debía hacer, inclusive con mi decisión de hacerme la cirugía.

## ¿Cómo tratas tu lipedema?

Controlo mi lipedema con yoga, meditación, ejercicios de agua y, cuando es posible, terapia con DLM.

Hay pocos cirujanos en América. Michelle vive en Carolina del Norte y viajó a Beverly Hills para la liposucción con el Dr. Amron. Ella coordinó su cuidado postquirúrgico con drenajes linfáticos para disminuir la hinchazón entre sus cirugías con la Terapeuta Certificada en Linfedema Ingrid Marsten en Los Ángeles y conmigo en San Diego. Luego de que volvió a casa, visitó a la terapeuta Ruby Nachom en Greensboro, Carolina del Norte.

# CONCLUSION

Espero que estos consejos te ayuden a disminuir el lado negativo de los efectos del lipedema. Creo que, incluso más que las ideas que mencioné, las notas y comentarios que TU escribiste en esas páginas serán la mejor ayuda y las que más te gustarán. Espero que escribas en los márgenes, que compartas lo que te ha funcionado y lo que no, y que mantengas este libro en un lugar seguro para que algún día tu hijo, nieto o sobrinos (los hijos de tus hermanas) se puedan beneficiar de tu sabiduría.

Por favor envíame un email con cualquier pregunta o consejo que te haya funcionado a LipedemaTreatmentGuide@gmail.com, y comparte este libro con un familiar que también tenga lipedema.

# BIBLIOGRAFÍA

6 Best Fixes for Pain and Swelling in Your Feet and Ankles. (2016, July 19). Extraído de https://health.clevelandclinic. org/2016/06/6-best-ways-relieve-swollen-feet-ankles-home/

Adams, K. (1999) Introduction. Extraído de https://journaltherapy. com/get-training/short-program-journal-to-the-self/journal-to-the-self/ journal-writing-history/

Albertson E, Neff, K., & Dill-Shackleford, K. (2014). Self-Compassion and Body Dissatisfaction in Women: A Randomized Controlled Trial of a Brief Meditation Intervention. Mindfulness. 6.10.1007/s12671-014-0277-3. Extraído de https://www. researchgate.net/publication/259941167_Self-Compassion_ and_Body_Dissatisfaction_in_Women_A_Randomized_ Controlled_Trial_of_a_Brief_Meditation_Intervention

Allen, E. V., and Hines, E. A., Jr. Lipedema of the legs: a syndrome characterized by fat legs and orthostatic edema, Proc. Staff Meet., Mayo Clin. 15: 184-187, 1940. Extraído de http://lipedemaproject. org/mayo-clinic-staff-meetings-vascular- clinics-x-lipedema/

Anwar, Y. (2015, February 2). Add nature, art and religion to life's best anti-inflammatories. Extraído de http://news.berkeley.edu/2015/02/02/anti-inflammatory/

Armour, P. [Lipadema Alberta].(2018 January 4). Lipedema Alberta - Lipedema 101- Not all Fat is Created Equal with Polly Armour. [Video]. Extraído de: https://youtu.be/7VL0kEjlYM8

Bacon L., Stern J., D Van Loan M., & Keim N. (2005). Size Acceptance and Intuitive Eating Improve Health for Obese, Female Chronic Dieters. Journal of the American Dietetic Association. 105. 929-36. 10.1016/j.jada.2005.03.011. Extraído de https://naldc.nal.usda.gov/download/8478/PDF?hc_location=ufi

Baker, J. (2018). *Landwhale: On turning insults into nicknames, why body image is hard, and how diets can kiss my ass.* New York: Seal Press.

Benatti F, Solis M, Artioli G, Montag E, Painelli V, Saito F, Baptista L, Costa LA, Neves R, Seelaender M, Ferriolli E, Pfrimer K, Lima F, Roschel H, Gualano B, Lancha A Jr. (2012). Liposuction Induces a Compensatory Increase of Visceral Fat Which Is Effectively Counteracted by Physical Activity: A Randomized Trial, *The Journal of Clinical Endocrinology & Metabolism*, Volume 97, Issue 7, 1 July 2012, Pages 2388–2395, https://doi.org/10.1210/jc.2012-1012.

Bennett, M. P., & Lengacher, C. (2009). Humor and Laughter May Influence Health IV. Humor and Immune Function. *Evidence-Based Complementary and Alternative Medicine : eCAM*, 6(2),

159–164. http://doi.org/10.1093/ecam/nem149 Retrieved from https://www.ncbi.nlm.nih.gov/pmc/articles/PMC2686627/

Bergland, C. (2016, July 06). Vagus Nerve Stimulation Dramatically Reduces Inflammation. Extraído de https://www.psychologytoday.com/blog/the-athletes-way/201607/vagus-nerve-stimulation-dramatically-reduces-inflammation

Bertsch, T. (2015). Obesity-related Lymphedema.

Biofeedback (2018) Extraído de: https://www.mayoclinic.org/tests-procedures/biofeedback/about/pac-20384664

Bordoni, B., & Zanier, E. (2014). Skin, fascias, and scars: symptoms and systemic connections. *Journal of Multidisciplinary Healthcare*, 7, 11–24. http://doi.org/10.2147/JMDH.S52870 Extraído de: https://www.ncbi.nlm.nih.gov/pmc/articles/ PMC3883554/

Bowman, K. (2012 Feb. 20). Hypermobility. Extraído de: https://nutritiousmovement.com/hypermobility/

Brach, T. (2016, Jan. 13) Feeling Overwhelmed? Remember "RAIN" Four steps to stop being so hard on ourselves. Retrieved from https://www.mindful.org/tara-brach-rain-mindfulness-practice/

Brach, T. (2018, Jan. 23). When the News Makes Us Miserable: Remembering a Fuller Presence and Larger Truth. Extraído de: https://www.tarabrach.com/news-makes-us-miserable/

Brea, J. (Director). (2017). *Unrest* [Video file]. USA: Shella Films. Extraído de https://www.netflix.com/watch/80168300

Butera, C. (2018, March 7). Medical Symptoms That Medicine Can't Hear: A Conversation With Maya Dusenbery. Extraído de https://psmag.com/social-justice/medical-symptoms-that- medicine-cant-hear

Campos, P. F. (2004). The obesity myth: Why America's obsession with weight is hazardous to your health. New York: Gotham Books.

Canning C. & Bartholomew J. (2017 Nov. 16) Lipedema. *Vascular Medicine* Vol 23, Issue 1, pp. 88 - 90 https://doi.org/10.1177/1358863X17739698. Extraído de: http://journals.sagepub.com/doi/10.1177/1358863X17739698

Cardone, M. (2015, May 16). Report on Lipoedema. Extraído de: https://www.italf.org/en/report-on-lipoedema

Crescenzi, R (2018, June 6). MRI Tools to Diagnose and Evaluate Mechanisms of Lipedema. Extraído de: https://youtu.be/ R_7EIUO103w

David, S. (2017, November) The gift and power of emotional courage. Extraído de: https://www.ted.com/talks/susan_david_the_gift_and_power_of_emotional_courage

Dayan, E., Kim, J.N., Smith M.L., Seo, C. A., Damstra, R.J., Schmeller, W. Frambach, Y., Carmody, M.A. Foldi, E., & Rockson,

S. G., (2017). Lipedema—: An overview for clinicians. Boston MA: Lipedema Simplified Publications, The Friedman Center for Lymphedema Research and Treatment at The Center for Advanced Medicine at Northwell Health in collaboration with Lymphatic Education & Research Network (LE&RN).

DePatie, J. L. (2011). The fat chick works out!: Fitness that's fun and feasible for folks of all ages, shapes, sizes, and abilities. Los Angeles, CA: Real Big Books.

DeSalvo, L. A. (2000). Writing as a way of healing how telling our stories transforms our lives. Boston: Beacon Press.

Dudek, J.E., Białaszek, W. & Ostaszewski, P. (2015). Quality of life in women with lipoedema: a contextual behavioral approach. Qual Life Res (2015) 25: 401. https://doi.org/10.1007/s11136-015- 1080-x Extraído de: https://www.researchgate.net/profile/ Wojciech_Bialaszek/publication/280536237_Quality_of_life_in_women_with_lipoedema_a_contextual_behavioral_approach/links/56bb721108ae47fa39569e5f/Quality-of-life-in-women-with-lipoedema-a-contextual-behavioral-approach.pdf

Eberhardt, R. & Raffetto, J. (2014). Chronic venous insufficiency. Circulation. DOI: http://circ.ahajournals.org/content/130/4/333

Ehrlich, C., Iker, E., & Herbst, K. L. (2016). Lymphedema and lipedema nutrition guide: Foods, vitamins, minerals, and supplements. San Francisco, CA: Lymph Notes.

Evans, C, Fowkes, F,, Ruckley, C., & Lee, A. (1999). Prevalence of varicose veins and chronic venous insufficiency in men and women in the general population: Edinburgh Vein Study. Journal of Epidemial Community Health 1999; 53:149–153. Extraído de https://www.ncbi.nlm.nih.gov/pmc/articles/PMC1756838/ pdf/v053p00149.pdf

Exercise. (n.d.). Extraído de https://www.fatdisorders.org/excercise

Farrell, A. E. (2011). Fat shame: stigma and the fat body in American culture. New York, NY: New York University Press.

Fetzer, A. (2016). Specialist approaches to managing lipoedema. British journal of community nursing. 21. S30-S35. 10.12968/bjcn.2016.21.Sup4.S30

Fetzer A. & Fetzer S. (2016). Lipoedema UK Big Survey 2014 Research Report. Lipoedema UK. Extraído de http://www.lipoedema.co.uk/wp-content/uploads/2016/04/UK-Big-Surey-version-web.pdf

Fetzer A. & Wise C. (2015). Living with lipoedema: reviewing different self-management techniques. British Journal of Community Nursing . Oct. 2015, Vol. 20 Issue Sup10, pS14-S19. 5p.doi: 10.12968/bjcn.2015.20.Sup10.S14.

Forner-Cordero I1, Szolnoky G, Forner-Cordero A, Kemény L. (2012). Lipedema: an overview of its clinical manifestations, diagnosis and treatment of the disproportional fatty deposition syndrome—systematic review. Clinical Obesity. 2012 Jun;2(3-4):86-95. DOI: 10.1111/j.1758-8111.2012.00045.x. Extraído de: http://lipedema.eu/zslnokycordero.pdf

Gach, M. R., & Henning, B. A. (2004). Acupressure for emotional healing: a self-care guide for trauma, stress & common emotional imbalances. New York: Bantam Books.

Gardner, B., Lally, P., & Wardle, J. (2012). Making health habitual: the psychology of "habit-formation" and general practice. The British Journal of General Practice, 62(605), 664–666. http://doi.org/10.3399/bjgp12X659466 Extraído de: https://www. ncbi. nlm.nih.gov/pmc/articles/PMC3505409/

Godoy, J., & Barufi S. & Godoy, M. (2013). Lipedema: Is Aesthetic Cellulite an Aggravating Factor for Limb Perimeter?. Journal of Cutaneous and Aesthetic Surgery. 6. 167. 10.4103/0974-2077.118431. Extraído de https://www.researchgate.net/publication/305601748_Lipedema_Is_Aesthetic_Cellulite_an_Aggravating_Factor_for_Limb_Perimeter

Godoy, J. & Godoy, M. (2011). Treatment of cellulite based on the hypothesis of a novel physiopathology. Clinical, Cosmetic and Investigational Dermatology. 4. 55-59. 10.2147/CCID. S20363. Extraído de: https://www.researchgate.net/ publication/305596985_Treatment_of_cellulite_based_on_the_hypothesis_of_a_novel_physiopathology

Hall, S. [Lipademaa Alberta]. (2018, January 4). Welcome to Lipedema Alberta -Lipedema 101—Not all Fat is Created Equal [Video file]. Extraído de https://youtu.be/JyyliO8L0jc

Hanson, R. (2013, Oct 8). Hardwiring Happiness: The New Brain Science of Contentment, Calm, and Confidence.

Hanson, R. (2017, Oct 22). It's Possible to Heal Yourself. Extraído de http://www.rickhanson.net/possible-heal/

Harrison P (2011, May 5) Forgiveness Can Improve Immune Function. Extraído de: https://www.medscape.com/ viewarti- cle/742198

Henke, P. (n.d.) Chronic Venous Insufficiency. Extraído de: https://vascular.org/patient-resources/vascular-conditions/ chronic-venous-insufficiency

Herbst, K. (n.d.a). Medicine and Supplements for People with Lipedema and Dercum's Disease (DD)*. Extraído de http:// treat. medicine.arizona.edu/sites/treat.medicine.arizona.edu/ files/ medicine-and-supplements-handout-fdrs-2016_without_ color. pdf

Herbst, K. (n.d.b). Dercum's Disease White Paper. Extraído de http://www.lipomadoc.org/uploads/5/0/4/8/5048532/dd_ white_paper.pdf

Herbst, K. (n.d.c) Lipedema and Obesity. Extraído de http:// www.obesityaction.org/wp-content/uploads/Lipedema_and_ Obesity_online.pdf

Herbst, K. (2010). Pilot study: rapidly cycling hypobaric pressure improves pain after 5 days in adiposis dolorosa. JPR, 147. http://

dx.doi.org/10.2147/jpr.s12351 Extraído de http://lipedemaproject.org/
wp-content/uploads/2016/02/2010_Herbst_Pilot-Study-Rapidly-
Cycling-Hypobaric-Pressure-Improves-Pain-After-5-Days-in-Adiposis-
Dolorosa.pdf

Herbst K. (2012, February 3). Rare adipose disorders (RADs)
masqueradingasobesity. Acta Pharmacologica Sinicavolume33,
pages 155–172 (2012). doi:10.1038/aps.2011.153 Extraído de
https://www.nature.com/articles/aps2011153#bib112

Herbst, K. [Fat Disorders Research Society]. (2016 May 30).
Should I Get Surgery? #FDRS2016 [Video file]. Extraído de:
https://youtu.be/SKrteVQcDp0

Herbst K. (2017, May) Diagnosis and Treatment of Lipedema and
Dercum's Disease. Presented at the 2017 Klose Lymphedema
Conference. Denver, Co.

Herbst K, Mirkovskaya L, Bharhagava A, Chava Y,Te, C. (2015).
Lipedema Fat and Signs and Symptoms of Illness, Increase
with Advancing Stage. Archives of Medicine 2015; 7:1-8.
Extraído de: http://www.archivesofmedicine.com/medicine/
lipedema-fat-and-signs-and-symptoms-of-illness-increase-with-
advancing-stage.pdf

How Kinesiology Tape Helps with Lymphatic Drainage, (2018).
Extraído de: https://www.theratape.com/education-center/
kinesiology-taping-news/2490-how-kinesiology-tape-helps-
with-lymphatic-drainage/

How to Spread Body Positivity in Your Community. (n.d.) Extraído de: http://proud2bme.org/sites/default/files/Proud2BmeOn_Campus_Activity_Guide.pdf

Huttunen P, Kokko L, Ylijukuri V. Winter swimming improves general well-being. Int J Circumpolar Health. 2004;63:140–4. Extraído de: https://www.ncbi.nlm.nih.gov/pubmed/15253480

Inacio, M., Kritz-Silverstein, D., Raman, R., Macera, C., Nichols, J., Shaffer, R., & Fithian, D. (2013). The Impact of Pre-Operative Weight Loss on Incidence of Surgical Site Infection and Readmission Rates After Total Joint Arthroplasty. The Journal of Arthroplasty. 29. 10.1016/j.arth.2013.07.030. Extraído de: https://www.researchgate.net/publication/256480113_The_Impact_of_Pre-Operative_Weight_Loss_on_Incidence_of_Surgical_Site_Infection_and_Readmission_Rates_After_Total_Joint_Arthroplasty

Instrument Assisted Soft Tissue Mobilization. (2017, June 7). Physiopedia,. Retrieved from https://www.physio-pedia.com/index.php?title=Instrument_Assisted_Soft_Tissue_Mobilization&oldid=174765

Jagtman, BA & P Kuiper, J & Brakkee, AJ. (1984). Measurements of skin elasticity in patients with lipedema of the Moncorps "rusticanus" type. Phlébologie. 37. 315-9. Extraído de: https://www.researchgate.net/publication/16702574_Measurements_of_skin_elasticity_in_patients_with_lipedema_of_the_Moncorps_rusticanus_type

Janssen, I., Craig, W. M., Boyce, W., & Pickett, W. (2004). Associations Between Overweight and Obesity With Bullying Behaviors in School-Aged Children. Pediatrics 113 (5) 1187-1194; DOI: 10.1542/peds.113.5.1187

Juberg, M., Jerger, K. K., Allen, K. D., Dmitrieva, N. O., Keever, T., & Perlman, A. I. (2015). Pilot Study of Massage in Veterans with Knee Osteoarthritis. Journal of Alternative and Complementary Medicine, 21(6), 333–338. http://doi.org/10.1089/acm.2014.0254 Extraído de https://www.ncbi.nlm.nih.gov/pmc/articles/ PMC4485373/

Kite, L. (2016 Aug. 3) Are Body Positivity and Fitness Compatible? Extraído de: https://beautyredefined.org/body-positive- fitness/

Kok,B.E.,Coffey,K.A.,Cohn,M.A.,Catalino,L.I.,Vacharkulksemsuk, T., Algoe, S. Brantley M, Fredrickson, B. L. (2013). How positive emotions build physical health: Perceived positive social connections account for the upward spiral between positive emotions and vagal tone. Psychological Science, 24, 1123–1132. (Original DOI: 10.1177/0956797612470827) Extraído de http://www.bethanykok.com/Publications/koketal_psysci.pdf

Kuppusamy, M., Kamaldeen, D., Pitani, R., & Amaldas, J. (2016). Immediate Effects of Bhramari Pranayama on Resting Cardio-vascular Parameters in Healthy Adolescents. Journal of Clini-cal and Diagnostic Research : JCDR, 10(5), CC17–CC19. http:// doi.org/10.7860/JCDR/2016/19202.7894. Extraído de https:// www.ncbi.nlm.nih.gov/pmc/articles/PMC4948385

Langendoen, S., Habbema, L., Nijsten, T., & Neumann, H. (2009). Lipoedema: from clinical presentation to therapy. A review of the literature. British Journal Of Dermatology, 161(5), 980-986. http://dx.doi.org/10.1111/j.1365-2133.2009.09413.x Extraído de: http://lipedemaproject.org/lipoedema-from-clinical-presenta- tion-to-therapy-a-review/

Lauche R, Langhorst J, Dobos, G. (2013). A systematic review and meta-analysis of Tai Chi for osteoarthritis of the knee. Complement Ther Med 2013;21:396-406.

Liposuction (n.d.) Retrieved from https://www.fatdisorders.org/liposuction/

Lisson, K. (2017). Swollen, Bloated and Puffy: A manual lymphatic drainage therapist's guide to reducing swelling in the face and body. CreateSpace.

Lontok E., Briggs L., Donlan M., Kim Y., Mosley E., Riley E., Stevens, M. (2017). Lipedema: A Giving Smarter Guide. Milken Insti- tute. Extraído de http://www.milkeninstitute.org/publications/ view/846

Madelung's Disease(2005). Extraído de: https://rarediseases. org/rare-diseases/madelungs-disease/

Mann, T., Tomiyama, A. J., Westling, E., Lew, A.-M., Samuels, B., & Chatman, J. (2007). Medicare's search for effective obesity treatments: Diets are not the answer. American Psychologist, 62(3), 220-233. http://dx.doi.org/10.1037/0003-066X.62.3.220

Mason H, Vandoni M, deBarbieri G, Codrons E, Ugargol V, & Bernardi L, "Cardiovascular and Respiratory Effect of Yogic Slow Breathing in the Yoga Beginner: What Is the Best Approach?," Evidence-Based Complementary and Alternative Medicine, vol. 2013, Article ID 743504, 7 pages, 2013. doi:10.1155/2013/743504 Extraído de https://www.hindawi. com/journals/ecam/2013/743504/

Matheson EM, King DE & Everett CJ. (2012). Healthy lifestyle habits and mortality in overweight and obese individuals. J Am Board Fam Med 2012;25:9–15 Extraído de http://www.jabfm. org/content/25/1/9.full.pdf+html

Mechanical Lymphatic Therapy with the RAGodoy® apparatus-Limbs (2017) Extraído de: http://en.drenagemlinfatica.com.br/apparatuses/mechanical-lymphatic-therapy-with-the-ragodoy-apparatus-limbs

Michelini, S., Cardone, M., Failla, A., Moneta, G., Fiorentino, A., & Cappellino, F. (2010). Treatment of geriatrics lymphedema with shockwave therapy. BMC Geriatrics, 10(Suppl 1), A105. http://doi. org/10.1186/1471-2318-10-S1-A105 Extraído de: https://www. ncbi.nlm.nih.gov/pmc/articles/PMC3290142/pdf/1471-2318-10-S1-A105.pdf

Mineo L. (2017, April 11). Good genes are nice, but joy is better. Extraído de: https://news.harvard.edu/gazette/story/2017/04/over-nearly-80-years-harvard-study-has-been-showing-how to-live-a-healthy-and-happy-life/

Miserandino, C (n.d.) The Spoon Theory. Extraído de: https:// butyou-dontlooksick.com/articles/written-by-christine/the- spoon-theory/

Mojay, G. (2005). Aromatherapy for healing the spirit: a guide to restoring emotional and mental balance through essential oils. London: Gaia.

Morton RH. Contrast water immersion hastens plasma lactate decrease after intense anaerobic exercise. J Sci Med Sport. 2007;10:467–70. Extraído de: https://www.researchgate.net/publication/6678757_Contrast_water_immersion_hastens_plasma_lactate_decrease_after_intense_anaerobic_exercise

Mullington, J. M., Simpson, N. S., Meier-Ewert, H. K., & Haack, M. (2010). Sleep Loss and Inflammation. Best Practice & Research. Clinical Endocrinology & Metabolism, 24(5), 775–784. http://doi.org/10.1016/j.beem.2010.08.014 Extraído de https://www.ncbi.nlm.nih.gov/pmc/articles/PMC3548567/pdf/nihms251277.pdf

Munnoch A.,Teo, I. & Coulborn, A. (2016). Use of the HIVAMAT

200 with manual lymphatic drainage in the management of lower-limb lymphedema and lipoedema. Journal of Lymphoedema. 11. 49. Extraído de: https://www.researchgate.net/publication/305114357_Use_of_the_HIVAMAT_200_with_manual_lymphatic_drainage_in_the_management_of_lower-limb_lymphedema_and_lipoedema

Myers, T. (18 Jan. 2018). What You Need To Know About Fascia. Extraído de https://www.yogajournal.com/teach/what-you-need-to-know-about-fascia

Nelson CL, Elkassabany NM, Kamath AF, Liu J (2015). Low albumin levels, more than morbid obesity, are associated with complications after TKA. Clin Orthop Relat Res 2015;473(10):3163-3172. Extraído de https://www.ncbi.nlm.nih.gov/pmc/articles/PMC4562939/pdf/11999_2015_Article_4384.pdf

Nesbitt, M. (n.d.) How to Choose a Fat-friendly Doctor and other Medical Suggestions. Extraído de: http://cat-and-dragon. com/stef/fat/nesbitt.html

Pennebaker, J. & Beall, S. (1986). Confronting a Traumatic Event. Toward an Understanding of Inhibition and Disease. Journal of abnormal psychology. 95. 274-81. 10.1037//0021-843X.95.3.274. Extraído de: https://www.researchgate. net/publication/19415586_Confronting_a_Traumatic_Event_Toward_an_Understanding_of_Inhibition_and_Disease

Perlman, A. I., Ali, A., Njike, V. Y., Hom, D., Davidi, A., Gould-Fogerite, S., ... Katz, D. L. (2012). Massage Therapy for Osteoarthritis of the Knee: A Randomized Dose-Finding Trial. PLoS ONE, 7(2), e30248. http://doi.org/10.1371/journal.pone.0030248 Extraído de: https://www.ncbi.nlm.nih.gov/pmc/articles/PMC3275589/

Poor Sleep Quality Increases Inflammation, Community Study Finds. (2010, November 15). Retrieved at http://shared.web. emory.edu/whsc/news/releases/2010/11/poor-sleep-quality-increases-inflammation-study-finds.html

Reich-Schupke, S., Altmeyer, P., & Stucker, M. (2012). Thick legs – not always lipedema. JDDG: Journal Der Deutschen

Dermatologischen Gesellschaft, 11(3), 225-233. http://dx.doi. org/10.1111/ddg.12024 Extraído de: http://onlinelibrary.wiley. com/ doi/10.1111/ddg.12024/epdf

Rhodes, R. (2017 April-May). The Healing Power of Therapeutic Writing. Extraído de: https://secure.igliving.com/ magazine/ articles/IGL_2017-04_AR_The-Healing-Properties-of- Therapeutic-Writing.pdf

Robinson, E, Haynes, A, Sutin, A R & Daly, M. (2017) Telling peo-ple they are overweight: helpful, harmful or beside the point? International Journal of Obesity (2017) 41, 1160–1161; doi:10.1038/ ijo.2017.85 Extraído de https://www.nature.com/ articles/ ijo201785.pdf

Rothblum, E. D., & Solovay, S. (2009). The fat studies reader. New York: New York University Press.

Rubin, G. (n.d.). About the Framework. Extraído en January 03, 2018, from https://gretchenrubin.com/books/ the-four- tendencies/intro/

Rubin, G (2012 October 10). Back by Popular Demand: Are You an Abstainer or a Moderator? Extraído de: https:// gretchenrubin.com/2012/10/back-by-popular-demand-are-you-an-abstainer-or-a-moderator/

Schawbel, D. (2017, September 12). Gretchen Rubin: How To Use The Four Tendencies To Improve Our Lives. Extraído de https://www.forbes.com/sites/danschawbel/2017/09/12/

gretchen-rubin-how-to-use-the-four-tendencies-to-improve-our-lives/#481826366d2b

Siems W, Grune T, Voss P, Brenke R. (2005). Anti-fibrosclerotic effects of shock wave therapy in lipedema and cellulite. Biofactors 2005; 24: 275–82. Extraído de: http://onlinelibrary. wiley.com/doi/10.1002/biof.5520240132/abstract

Sleep Medicine Center (n.d.). Extraído de https://health.ucsd. edu/specialties/sleep/Pages/default.aspx

Stutz, J. [Fat Disorders Research Society]. (2016 May 30). Lipedema can be Life-Threatening #FDRS2016 [Video file]. Extraído de https://youtu.be/p099mQyjXIQ

Stutz, J. [Lipadema Alberta]. (2018, January 4). Dr Stutz_ Lipedema 101- Not All Fat is Created Equal [Video file]. Extraído de https://youtu.be/_80XD_sXF-4

Sutin, A. R., Stephan, Y., Grzywacz, J. G., Robinson, E., Daly, M., & Terracciano, A. (2016). Perceived Weight Discrimination, Changes in Health, and Daily Stressors. Obesity (Silver Spring, Md.), 24(10), 2202–2209. http://doi.org/10.1002/oby.21598 Extraído de https://www.ncbi.nlm.nih.gov/pmc/articles/ PMC5301307/

Sutin, A. R., Stephan, Y., & Terracciano, A. (2015). Weight Discrimination and Risk of Mortality. Psychological Science, 26(11), 1803–1811. http://doi.org/10.1177/0956797615601103

Extraído de: https://www.ncbi.nlm.nih.gov/pmc/articles/ PMC4636946/

Swami V. (2016). Illustrating the body: Cross-sectional and prospective investigations of the impact of life drawing sessions on body image. Psychiatry Research, Volume 235, 2016, Pages 128-132, ISSN 0165-1781, https://doi.org/10.1016/j.psychres.2015.11.034

Swami V., Barron D., Furnham A., (2018). Exposure to natural environments, and photographs of natural environments, promotes more positive body image. Body Image, Volume 24, 2018, Pages 82-94, ISSN 1740-1445, https://doi.org/10.1016/j.bodyim.2017.12.006. Extraído de: http://www.sciencedirect.com/science/article/pii/S1740144517304321?via%3Dihub

Szalavitz, M (2013 May 9). The Biology of Kindness: How It Makes Us Happier and Healthier. Extraído de http://healthland. time.com/2013/05/09/why-kindness-can-make-us-happier- healthier/?iid=hl-main-lead

The New Our bodies, Ourselves: A Book by and for Women. (1992). New York: Simon & Schuster.

Toole A. & Craighead L. (2016). Brief self-compassion meditation training for body image distress in young adult women. Body Image. 19. 104-112. 10.1016/j.bodyim.2016.09.001. Extraído de http://self-compassion.org/wp-content/uploads/2017/01/Toole2016.pdf

Treatment for Lipedema (n.d.). Extraído de http:// lipedemapro-ject.org/treatment-for-lipedema/

Treatments and Therapies (n.d.). Extraído de http://treat.medici-ne. arizona.edu/treatments-therapies

Vander Linden, B. (2015, February 1). Compression Stocking Tip #3: The "Four P's" of Choosing a Compression Stocking Dealer. Extraído de https://lymphedemadiary.com/2015/02/01/compression-stocking-tip-3-the-four-ps-of-choosing-a-compression-stocking-dealer/

van Esch-Smeenge J., Damstra R. & Hendrickx, A. (2017). Muscle strength and functional exercise capacity in patients with lipoedema and obesity: a comparative study. Extraído de http://lymphoedema education.com.au/resources/muscle-strength-functional-exercise-capacity-patients-lipoedema- obe-sity-comparative-study/

van Geest AJ, Esten SCAM, Cambier J-PRA, et al. Lymphat-ic dis-turbances in lipoedema. Phlebologie. 2003;32:138–142. Extraído de:https://www.researchgate.net/ publication/ 289482868_Lymphatic_disturbances_in_lipoedema

Vickhoff, B., Malmgren, H., Åström, R., Nyberg, G., Ekström, S.- R., Engwall, M., Snygg J., Nilsson M.,Jörnsten, R. (2013). Music structure determines heart rate variability of singers. Frontiers in Psychology, 4, 334. http://doi.org/10.3389/tpsyg.2013.00334 Extraído de https://www.ncbi.nlm.nih.gov/pmc/articles/ PMC3705176/

Warren Peled, A., & Kappos, E. A. (2016). Lipedema: diagnos- tic and management challenges. International Journal of Wom- en's Health, 8, 389–395. http://doi.org/10.2147/IJWH. S106227 Extraído de https://www.ncbi.nlm.nih.gov/pmc/articles/ PMC4986968/

Weinberg, M., Hammond, T. & Cummins, R. (2014). The impact of laughter yoga on subjective well-being: A pilot study. European Journal of Humour Research. 1. 25-34. 10.7592/EJHR2013.1.4.weinberg. Extraído de: https://www. researchgate.net/publication/262535370_The_impact_of_ laughter_yoga_on_subjective_well-being_A_pilot_study

What are the Ehlers-Danlos Syndromes? (n.d.). Extraído de https://www.ehlers-danlos.com/what-is-eds/

Williams A., MacEwan I., (2016). Accurate diagnosis and self-care support for women with lipoedema. Practice Nursing 2016 27:7, 325-332. Retrieved from http://eresearch.qmu.ac.uk/4540/2/ eResearch%204540.pdf

Winter, W. C. (2017). The Sleep Solution: Why Your Sleep is Broken and How to Fix It. New York: New American Library.

Wollina, U., Heinig, B., & Nowak, A. (2014). Treatment of elderly patientswithadvancedlipedema: acombinationoflaser-assisted liposuction, medial thigh lift, and lower partial abdominoplasty. Clinical, Cosmetic and Investigational Dermatology, 7, 35–42. http://doi.org/10.2147/CCID.S56655 Extraído de: https:// www. ncbi.nlm.nih.gov/pmc/articles/PMC3904776/

Wounds UK. Best Practice Guidelines: The Management of Lipoedema. London: Wounds UK, 2017. Available to download from: www.wounds-uk.com. Extraído de http:// www.lipoedema. co.uk/wp-content/uploads/2017/05/WUK_ Lipoedema-BPS_ Web.pdf

Xu, Q., Yang, J., Zhu B., Yang L., Wang Y., & Gao X. (2012). "The Ef- fects of Scraping Therapy on Local Temperature and Blood Per-fusion Volume in Healthy Subjects," Evidence-Based Comple-mentary and Alternative Medicine, vol. 2012, Article ID 490292, 6 pages, 2012. https://doi.org/10.1155/2012/490292. Extraído de https://www.hindawi.com/journals/ecam/2012/490292/

# SOBRE LA AUTORA

Kathleen Lisson es una Especialista Certificada en Masaje Terapéutico y Corporal y es Terapeuta Certificada en Linfedema. Es dueña de Solace Massage and Mindfulness, da clases en el IPSB Massage College de San Diego, y es la autora de *Swollen, Bloated and Puffy: A Manual Lymphatic Drainage Therapist's Guide to Reducing Swelling in the Face and Body*.

Kathleen tiene una Licenciatura en Ciencias Aplicadas en Terapia del Masaje, es una Mestra en Aromaterapia Certificada por el NHI (Instituto de Curación Natural de Naturopatía), una Maestra de Meditación Certificada por el MMI (Instituto de Meditación McLean), y una Entrenadora Personal Certificada por el ACE. Ella está certificada para presentar el taller de Peggy Huddleston "Prepare for Surgery, Heal Faster". Fue oradora en la conferencia de la Fat Disorders Resource Society de

2018 y completó la Terapia Avanzada de Linfedema y una clase sobre las revisiones en la Foldi Clinic en Hinterzarten, Germany.

Después de catorce años en una carrera de gran estrés en relaciones públicas para la Legislatura del Estado de Nueva York, comenzó su segunda carrera como terapeuta de masajes en la organización sin fines de lucro Adams Avenue Integrative Health, donde se asoció con naturópatas, quiroprácticos y acupunturistas para brindar atención a las familias en el vecindario de Normal Heights en San Diego. Ella también se ha ofrecido como voluntaria para proporcionar masaje de silla gratis a las comunidades desatendidas en City Heights en el Centro Tubman-Chávez y en el Centro de la Comunidad Cultural del África Oriental a través de la organización sin fines de lucro Alternative Healing Network.

Kathleen es autora de artículos publicados en Elephant Journal y en la 10ª edición de Labyrinth Pathways. Ella ha sido citada en la edición de noviembre de 2016 de la revista Prevention Magazine, y en línea en

Bustle, Consumer Reports, Massage Magazine, Paper Magazine, Prevention y Runner's World.

*Redes Sociales:*

http://www.lipedematreatmentguide.com

http://www.solacesandiego.com

https://www.facebook.com/lipedematreatmentguide/

https://www.instagram.com/kathleenlisson/

https://twitter.com/KathleenLisson

www.ingramcontent.com/pod-product-compliance
Lightning Source LLC
Chambersburg PA
CBHW020525270326
41927CB00006B/446